U0232646

古今传世秘方专治一种病系列丛书

冠心病良方大全

总策划 赵志春

总主编 何清湖　郭志华　易法银

主　编 毛以林　吴彬才

副主编 刘建和　杨　柳　谢雪姣　谭　雄

编　委（按姓氏笔画顺序）

毛以林　尹　浩　闫秋林　刘亚雄

刘瑢臻　吴玲娇　张海兵　张　辉

陈志成　袁　倩　康　超　彭熙炜

熊昌红　黎　娟　颜佳博

秘　书 樊兆义

山西出版传媒集团
山西科学技术出版社

图书在版编目（CIP）数据

冠心病良方大全/何清湖等总主编. —太原:山西科学技术出版社,2015.12
（古今传世秘方专治一种病）
ISBN 978 – 7 – 5377 – 5221 – 3

Ⅰ. ①中… Ⅱ. ①何… ②郭… ③易… Ⅲ. ①冠心病—验方—汇编 Ⅳ. ①R289.5

中国版本图书馆 CIP 数据核字（2015）第 253300 号

冠心病良方大全

出　版　人：张金柱
总　主　编：何清湖　郭志华　易法银
责　任　编　辑：赵志春
责　任　发　行：阎文凯
封　面　设　计：吕雁军

出版发行：山西出版传媒集团·山西科学技术出版社
　　　　　地址：太原市建设南路 21 号　邮编：030012
编辑部电话：0351 – 4922134　0351 – 4922073
发 行 电 话：0351 – 4922121
经　　销：各地新华书店
印　　刷：太原彩亿印业有限公司
网　　址：www.sxkxjscbs.com
微　　信：sxkjcbs
QQ 信 箱：568758452

开　本：787mm×1092mm　1/16　印张：13
字　数：250 千字
版　次：2016 年 1 月第 1 版　2016 年 1 月第 1 次印刷

书　号：ISBN 978 – 7 – 5377 – 5221 – 3
定　价：26.00 元

本社常年法律顾问：王葆柯
如发现印、装质量问题，影响阅读，请与印刷厂联系调换。

总　序

　　近年来，随着我国经济总量的不断增强，中华传统文化的自信也日渐凸显。中医药是中华传统文化的重要组成部分，是打开中华文明宝库的钥匙。随着中国经济文化的复苏，中医药也迎来了良好的发展机遇，党和国家政策高度重视，群众对中医药认同度不断提升，中医药学术日益繁荣进步。刘延东副总理在与国医大师座谈时明确提出，"中医药是我国独特的卫生资源、潜力巨大的经济资源、具有原创优势的科技资源、优秀的文化资源、重要的生态资源。"对中医药在当前中国社会经济发展中的作用和地位给予了高度概括。广大中医药从业者应当抓住机遇，奋发向上，促进中医药事业的不断繁荣发展。

　　服务患者、治病救人是中医药事业的第一要务，提高诊疗水平、提升临床疗效是中医临床医生的职业使命。当今医学飞速发展，临床分科越来越细，中医药专科专病化方向也是中医药临床发展的必然趋势。当代的中医临床医生，在掌握比较广博的中医药基础知识的前提下，更需要在某一个专科或者某一个病种领域深入研究，有所特长。

　　众所周知，中医临床的特色在于辨证论治。辨证论治本身包含诊断和治疗两个方面。整体观念、四诊合参是中医辨证（诊断）的特色，因证立法、因法选方、因方遣药则是中医论治（治疗）的经典范式，论治的关键在于选方。而当前中医临床人员普遍的一个薄弱点在于方药不够娴熟，胸中无方，处方用药就很难中规中矩，往往就成了"开药医生"而非"开方医生"。另外，中医不少的治疗经验和独特的治疗方法，散见于大量的文献刊物中，缺乏系统的整理，导致学者查寻困难。有鉴于此，我们组织了一批资深中医临床专家，根据当前中医专科专病化趋势，选择中医临床有疗效优势的六个病种，分别编写了《冠心病良方大全》、《高血压良方大全》《糖尿病良方大全》、《脾胃病良方大全》、《中风病良方大全》和《肿瘤良方大全》，合而构建形成《中医良方》丛书。

丛书立足专科专病方剂的整理和应用，体现了"精""大""全"三个鲜明的特色。"精"，是指病种的精选，所选的六个专科病种，都是临床常见而中医药有较好疗效的病种，也是中医临床医生最需提高诊疗水平的几个病种，并未泛选滥用；"大"，则是涉及的方剂数量巨大，如《糖尿病良方大全》涉及专病方剂1740余首，《中风病良方大全》更是涉及3000余首专科方剂；"全"，即全面完备，每个专科病种所遴选方剂，既有古代方，又有近现代方，古方文献覆盖先秦两汉至明清时期，近现代方多为国家级或省级名中医效验方，既有辨证专方，又有通用良方，既有针对专病的良方，还有针对并发症的验方，既有以证统方，也有以病统方，病证结合，十分全面。

本套丛书的编写，历时较久，编者查阅了大量资料，并经过精心筛选，择其精要而成，为中医临床、科研、教学人员提供较可靠的参考信息，也适合广大患者及医学爱好者查阅。由于编者水平有限，书中疏漏之处在所难免，还请读者朋友在使用过程中不吝提出宝贵意见，以便有机会再版时修订完善。

湖南中医药大学　何清湖

2015年10月于长沙

《中医良方》丛书编委会名单

总策划 赵志春

总主编 何清湖 郭志华 易法银

编　委（按姓氏笔画排序）

王小菊	王少波	王洪海	王理槐	毛以林	文　静
尹　浩	邓一飞	石玲燕	田长庚	田双喜	吉杏媛
闫秋林	伍　静	伊拉吉	刘卜涵	刘文琛	刘　华
刘亚雄	刘　侃	刘奇志	刘建和	刘　峰	刘振杰
刘瑢臻	齐　婧	汤　艳	阳　力	孙桐林	孙晨霞
严健如	苏丽清	苏联军	李　中	李　为	李杳瑶
李　菁	杨会元	杨成龙	杨　柳	肖　彦	肖碧跃
肖　麟	吴玲娇	吴彬才	吴源陶	何亚琴	邹译娴
邹晓玲	邹　婷	宋　洋	张轩绮	张佳丽	张海兵
张　辉	张　婷	张　翔	张　强	陈　成	陈志成
陈　晖	陈湘鹏	陈　瑶	林湘东	罗文娟	周月红
周　正	周　伟	周　欢	周颖燦	周赛男	周德生
孟　云	孟翠霞	赵吉锐	胡文孝	胡　华	胡　维
侯小花	姜　玲	姚欣艳	贺海霞	袁　倩	徐　寅
高云峰	高晓峰	郭忠聪	郭　璇	唐　宏	唐利文
容丽辉	黄丽君	黄柳向	黄　娟	黄　琪	盛　望
符　佳	康　超	彭廷云	彭　勃	彭？程	彭熙炜
敬　佩	喻　嵘	喻　斌	曾　勇	曾柏荣	谢运军
谢志胜	谢雪姣	谢　琼	谢　静	雷娄芳	简心璐
蔡亚宏	廖春来	谭华梁	谭　雄	熊昌红	樊兆义
樊丽萍	黎　娟	颜佳博	颜　博	戴李婷	

内容提要

　　全书分为上、中、下三编。上编从解剖与生理角度介绍了冠心病的形成机制与中西医的系统防治调护方法，有提纲挈领之用；中编撷取当代名家论治冠心病的良方和治疗经验；下编系统介绍了十五个运用于冠心病治疗的经典古代名方，并加以简要说明，再以病统方总结了近年来专家学者在权威学术期刊上发表的各类效验加减方，并加以系统整理。编者力图运用简洁的文字传达有效的信息，能使读者在短时间内有所收获。本书适合各级冠心病专科医师、年轻中医学者及冠心病患者阅读参考。

目 录

上编 冠心病概述

中编 当代中医名家论治冠心病

下编 冠心病论治良方

上 编

冠心病概述

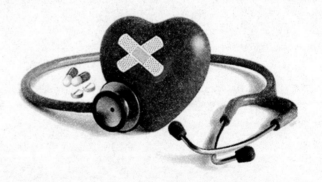

冠心病是一种由冠状动脉器质性（动脉粥样硬化或动力性血管痉挛）狭窄或阻塞引起的心肌缺血缺氧（心绞痛）或心肌坏死（心肌梗死）的心脏病，亦称缺血性心脏病。又称冠状动脉粥样硬化性心脏病。其冠状动脉狭窄多系脂肪物质沿血管内壁堆积所致，这一过程称为动脉粥样硬化。动脉粥样硬化发展到一定程度，冠状动脉狭窄逐渐加重，限制流入心肌的血流。心脏得不到足够的氧气供给，就会发生胸部不适，即心绞痛。不同人的心绞痛发作表现不一，多数人形容其为"胸部压迫感"、"闷胀感"、"憋闷感"，部分病人感觉胸痛向双侧肩部、背部、颈部、咽喉部放散，休息或者含服硝酸甘油可缓解。心肌梗死为冠心病的另一种表现，它胸痛症状持久而严重，持续时间多大于 30 分钟，休息或含服硝酸甘油无效。心肌梗死时冠状动脉完全阻塞，该部分心肌因没有血液供氧而坏死，多数由于狭窄部分形成血凝块、粥样斑块破裂或血管痉挛等因素引起。

第一节　冠状动脉的解剖形态

心的形状如一倒置的、前后略扁的圆锥体，如将其视为头部，则位于头顶部、几乎环绕心脏一周的冠状动脉恰似一顶王冠，这就是其名称由来。冠状动脉是供给心脏血液的动脉，起于主动脉根部，分左右两支，行于心脏表面。采用 Schlesinger 等的分类原则，将冠状动脉的分布分为三型：1. 右优势型；2. 均衡型；3. 左优势型。

一、冠状动脉分型

左、右冠状动脉的分支及其终末支，在心脏胸肋面变异较小，而在膈面变异较大。采用 Schlesinger 等的分类原则，将冠状动脉的分布分为三型：

1. **右优势型**：右冠状动脉在膈面除发出后降支外，并有分支分布于左心室膈面的部分或全部。

2. **均衡型**：两侧心室的膈面分别由本侧的冠状动脉供血，它们的分布区域不越过房室交点和后室间沟，后降支为左或右冠状动脉末梢，或同时来自两侧冠状动脉。

3. **左优势型**：左冠状动脉除发出后降支外，还发出分支供应右心室膈面的一部分。

据我国调查，右优势型约占 65%，均衡型约占 29%，左优势型约占 6%。

上述分型方法主要依据冠状动脉的解剖学分布，但左心室的厚度在绝大多数心脏大大超过右心室，所以，从血液供应量来说，左冠状动脉永远是优势动脉。

二、冠状动脉的分类

左、右冠状动脉是升主动脉的第一对分支。左冠状动脉为一短干，发自左主动脉窦，经肺动脉起始部和左心耳之间，沿冠状沟向左前方行 3～5mm 后就分为前室间支和旋支。前室间支沿前室间沟下行。旋支绕过心尖切迹至心的膈面与右冠状动脉的后室间支相吻合。沿途发出：（1）动脉圆锥支：分布至动脉圆锥；（2）外侧支：分布于左心室前壁大部及前室间沟附近的右心室前壁；（3）室间隔支：分布于室间隔前 2/3，旋支沿冠状沟左行，绕过心钝缘时发出粗大的左缘支分布于左心室外侧缘；至心后面时发出较小的分支分布至左心房与左心室。右冠状动脉起自右主动脉窦，经肺动脉根部及右心耳之间，沿右冠状沟行走，绕过心右缘，继续在膈面的冠状沟内行走，在房室交点附近发出后降支，即后室间支。

右冠状动脉沿途发出：（1）动脉圆锥支：分布于动脉圆锥，与左冠状动脉的同名支吻合；（2）右缘支：此支较粗大，沿心下缘左行趋向心尖；（3）窦房结支：在起点附近由主干分出（占 60.9%，其余 39.1% 起自左冠状动脉）；（4）房室结支：起自右冠状动脉，行向深面至房室结。（5）后室间支：为右冠状动脉的终支，与左冠状动脉的前室间支相吻合，沿途分支至左、右心室后壁、分室间隔支至室间隔后 1/3。

三、冠状动脉的供血关系

根据冠状动脉分支的走向及分布的位置，不难推测其营养心脏的部位。

1. 右心房、右心室：由右冠状动脉供血。

2. 左心室：其血液供应 50% 来自于左前降支，主要供应左心室前壁和室间隔，30% 来自回旋支，主要供应左心室侧壁和后壁，20% 来自右冠状动脉（右优势型），供应范围包括左心室下壁（膈面）、后壁和室间隔。但左优势型时这些部位由左旋支供血，均衡型时左右冠脉同时供血。

3. 室间隔：前上 2/3 由前降支供血，后下 1/3 由后降支供血。

4. 传导系统：窦房结的血液 60% 由右冠状动脉供给，40% 由左旋支供给；房室结的血液 90% 由右冠状动脉供给，10% 由左旋支供给；右束支及左前分支由前降支供血，左后分支由左旋支和右冠状动脉双重供血，所以，临床上左后分支发生传导阻滞较少见。左束支主干由前降支和右冠状动脉多源供血。

四、冠状动脉的功能

人体各组织器官要维持其正常的生命活动，需要心脏不停地搏动以保证血运。而心脏作为一个泵血的肌性动力器官，本身也需要足够的营养和能源，供给心脏营养的血管系统就是冠状动脉和静脉，也称冠脉循环。冠状动脉是供给心脏血液的动脉，起于主动脉根部，分左右两支，行于心脏表面。正常情况下，它对血液的阻力很小，小于总体冠状动脉阻力的 5%，从心外膜动脉进入心壁的血管，一类呈丛状分散支配心室壁的外、中层心肌；一类是垂直进入室壁直达心内膜下（即穿支），直径几乎不减，并在心内膜下与其它穿支构成弓状网络，然后再分出微动脉和毛细血管。丛支和穿支在心肌纤维间形成丰富的毛细血管网，供给心肌血液。由于冠状动脉在心肌内行走，显然会受制于心肌收缩挤压的影响。也就是说，心脏收缩时，血液不易通过，只有当其舒张时，心脏方能得到足够的血流，这就是冠状动脉供血的特点。

人心肌的毛细血管密度很高，约为 2500 根/mm^2，相当于每个心肌细胞伴随一根毛细血管，这有利于心肌细胞摄取氧和进行物质交换。同时，冠状动脉之间，尚有丰富的吻合支或侧支。冠状动脉虽小，但血流量很大。占心排血量的 5%，这就保证了心脏有足够的营养，维持它有力地昼夜不停地跳动。冠状静脉伴随冠状动脉收集代谢后的静脉血，归流于冠状静脉窦，回到右心房。如果冠状动脉突然阻塞，不能很快建立侧支循环，常常导致心肌梗死。但若冠状动脉阻塞是缓慢形成的，则侧支可逐渐扩张，并可建立新的侧支循环，起代偿的作用。

五、冠状动脉的侧支循环

在冠状动脉及其分支之间存在着许多侧支或吻合支，它是一种潜在的管道，平时在冠状动脉供血良好的生理情况下，这些侧支或吻合支并不参与冠状动脉的循环，只有当冠脉主干发生狭窄或阻塞，而侧支血管两端出现压力差时，或某些足够强的刺激出现时（如严重缺氧），它们才开放并得以发展。血液便可通过这些侧支绕过阻塞部位将血液输送到远侧的区域。这些吻合支逐渐变粗，血流量逐渐增大，便可取代阻塞的冠状动脉以维持对心脏的供血，这些通过侧支或吻合支重新建立起来的循环称为侧支循环。但吻合支或侧支血管的存在并不能说明都有侧支循环的功能，这是因为侧支循环的发展成熟需要较长的时间，且血流量较小，对心肌的保护作用有限。那么，影响侧支循环形成的因素有哪些？

（1）冠状动脉阻塞发展的速度。病理生理学最新研究证实，冠状动脉粥样硬化始于儿童及青少年，并随着年龄的增长逐渐加重，局部缺血也日益明显，从而使吻合支的血管发生扩张，血流量增加，补偿缺血心肌的血液供应，这就建立了该部位的侧支循环。如果冠状动脉突然闭塞，侧支循环就不能形成，从而导致心肌梗死。

（2）冠状动脉闭塞的部位。若冠状动脉闭塞的部位是其开口处或是近端，则主要血流中断，远端的侧支也就成了无源之水。

（3）相邻动脉是否发生闭塞。如果相邻动脉也发生了闭塞，就失去了形成侧支循环的条件。

第二节　冠心病发病的病因与发病机制

一、冠心病的病因

1. 高脂血症：目前认为与动脉粥样硬化关系最密切。

2. 高血压：与冠状动脉粥样硬化往往相互加重。

3. 糖尿病：高血糖可使血管内皮细胞受损，从而导致动脉粥样硬化发生率明显增高。

4. 性别与年龄：男女比例为2∶1，女性在绝经期后发病情况与男性差别缩小。

5. 吸烟：香烟内大量的有毒化学物质可造成动脉壁缺血、痉挛，血管内部细胞损伤，促进动脉粥样硬化的发生。

6. 遗传因素：有冠心病、高血压、糖尿病家族史者冠心病发病率高于无此类相关疾病家族史者。

7. 肥胖：尤其是短期内体重明显增加者，冠心病发病几率将明显增加。

二、冠心病的发病机制

以上各因素均可导致冠状动脉内膜损伤，血浆中脂质可通过血管内皮间的裂隙或损伤部位侵入动脉壁并滞留于血管平滑肌细胞附近，引起平滑肌细胞增生，并进入内膜吞噬脂质，成为噬脂细胞。噬脂细胞逐渐增多或释放出脂质，可刺激纤维组织增生，最后形成粥样硬化斑块，从而导致冠状动脉管腔狭窄，当狭窄达到50%至75%时，安静状态下尚能代偿，而运动、心动过速、情绪激动等造成心肌需氧量增加时可导致短暂的心肌供氧不足，这就是引起大多数稳定型心绞痛发病的机制；此外，损伤处血小板聚集并释放出血栓素 A_2 引起血管强烈收缩或痉挛以及血小板聚集导致管腔狭窄程度急剧加重而形成不完全或完全性阻塞，绝大多数心肌梗死和不稳定型心绞痛由此引发。

第三节　冠心病的诊断与临床分型

一、冠心病的诊断

冠心病的诊断主要依赖典型的临床症状，再结合辅助检查发现心肌缺血或冠脉阻塞的证据，以及心肌损伤标志物判定是否有心肌坏死。发现心肌缺血最常用的检查方法包括常规心电图和心电图负荷试验、核素心肌显像。有创性检查包括有冠状动脉造影和血管内超声检查等。但是冠状动脉造影正常不能完全否定冠心病。通常首先进行无创方便的辅助检查。

1. 症状

（1）典型胸痛　胸痛部位通常在胸骨后或左胸部，可向左上臂、下颌部、背部或肩部放射。有时疼痛部位不典型，可在上腹部、颈部、下颌等部位。疼痛常持续3~5分钟，通常呈剧烈的压榨性疼痛或紧迫、烧灼感，常伴有呼吸困难、烦躁不安、出汗、恶心、呕吐或眩晕等。女性不典型胸痛较为常见，而老年人可能以呼吸困难为首发症状。

心绞痛的分级：国际上一般采用 CCSC （cardiovascular society classification 心血管病学会分类法）加拿大心血管协会分级法，简单易行，便于医患参考：

Ⅰ级：日常活动，如步行、爬楼梯等无心绞痛发作。

Ⅱ级：日常活动因心绞痛而轻度受限。

Ⅲ级：日常活动因心绞痛发作而明显受限。

Ⅳ级：任何体力活动均可导致心绞痛发作。

发生心肌梗死时胸痛剧烈，持续时间长（常常超过半小时），含服硝酸甘油不能缓解，并可有恶心、呕吐、出汗、发热，甚至发绀、血压下降、休克、心衰等。

（2）猝死　约有1/3的患者首次发作冠心病时就表现为猝死。

（3）其他　可伴有全身症状，如发热、出汗、惊恐、恶心、呕吐等。

2. 体征

心率多增快，少数也可减慢；心尖部第一心音减弱；可出现第三心音或第四心音，甚至出现奔马律。除早期血压可增高外，几乎所有患者血压都较前降低。可出现与心律失常、休克或心力衰竭有关的相应体征。

3. 检查

（1）心电图

心电图是诊断冠心病最简便、最常用的方法。尤其是患者症状发作时，心电图是最重要的检查手段，还能够发现心律失常。不发作时多数无特异性改变。心绞痛发作时 ST 段异常压低，变异型心绞痛出现一过性 ST 段抬高。不稳定型心绞痛多有明显的 ST 段压低和 T 波倒置。

心肌梗死时的心电图表现：急性期有异常 Q 波、ST 段抬高；亚急性期仅有异常 Q 波和 T 波倒置（梗死后数天至数星期）；慢性或陈旧性期（3 ~ 6 个月）仅有异常 Q 波；若 ST 段抬高持续 6 个月以上，则有可能并发室壁瘤。若 T 波持久倒置，则称陈旧性心肌梗死伴冠脉缺血。

（2）心电图负荷试验

包括运动负荷试验和药物负荷试验（如潘生丁等）。对于安静状态下无症状或症状持续时间很短难以捕捉的患者，可以通过运动或运用药物增加心脏的负荷而诱发心肌缺血，从而通过心电图记录到 ST – T 的变化而证实心肌缺血的存在。

运动负荷试验最常用，但是怀疑心肌梗死的患者禁用。

（3）动态心电图

是一种可以长时间连续记录并分析在活动和安静状态下心电图变化的方法。此技术于 1947 年由 Holter 首先运用于监测电活动的研究，所以又称 Holter。该方法可以观察记录到患者在日常生活状态下心电图的变化，如一过性心肌缺血导致的 ST – T 变化等。此法无创、方便，患者容易接受。

（4）核素心肌显像

根据病史、心电图检查不能排除心绞痛，以及某些患者不能进行运动负荷试验时可做此项检查。核素心肌显像可以显示缺血区、明确缺血的部位和范围大小。结合运动负荷试验，则可提高检出率。

（5）超声心动图

超声心动图可以对心脏形态、结构、室壁运动以及左心室功能进行检查，是目前最常用的检查手段之一。对室壁瘤、心腔内血栓、心脏破裂、乳头肌功能等有重要的诊断价值。但是，其准确性与超声检查者的经验关系密切。

（6）血液学检查

心肌损伤标志物是急性心肌梗死诊断和鉴别诊断的重要手段之一。目前临床中以心肌肌钙蛋白为主。此外，通常需要采血测定血脂、血糖等指标，评估是否存在冠心病的危险因素。

（7）冠状动脉 CT

多层螺旋 CT 心脏和冠状动脉成像是一项无创、低危、快速的检查方法，已逐渐成为一种重要的冠心病早期筛查和随访手段。适用于：①不典型胸痛症状的患者，心电图、运动负荷试验或核素心肌灌注等辅助检查不能确诊。②冠心病低风险患者的诊断。③可疑冠心病，但不能进行冠状动脉造影的患者。④无症状的高危冠心病患者的筛查。⑤已知冠心病或介入及手术治疗后的随访。

（8）冠状动脉造影及血管内成像技术

是目前冠心病诊断的"金标准"，可以明确冠状动脉有无狭窄、狭窄的部位、程度、范围等，并可据此指导进一步治疗。血管内超声可以明确冠状动脉内的管壁形态及狭窄程度。光学相干断层成像（OCT）是一种高分辨率断层成像技术，可以更好的观察血管腔和血管壁的变化。左心室造影可以对心功能进行评价。冠状动脉造影的主要指征为：①对内科治疗下心绞痛仍较重者，明确动脉病变情况以考虑旁路移植手术；②胸痛似心绞痛而不能确诊者。

二、冠心病的临床分型

冠心病临床可分为 5 型。

1. 隐匿性型心病：无心肌缺血的临床症状，但心电图有缺血性 ST‑T 的变化，也称为无症状性冠心病或无症状性心肌缺血。

2. 心绞痛型冠心病：以发作性胸痛为主要表现，为心肌急性、暂时性缺血、缺氧所致。

3. 心肌梗死型冠心病：症状严重，常伴心衰、心律失常、休克、猝死等。是由于冠脉血供突然减少或中断致心肌缺血坏死所致。

4. 缺血性心肌病型冠心病：也称心律失常和心衰型冠心病。患者多有心绞痛或心梗病史，并以心衰或心律失常为首发症状。主要特征为心脏增大、心力衰竭和心律失常，系长期心肌缺血致弥漫性心肌纤维化所致。

5. 猝死型冠心病：也称原发性心脏骤停型冠心病。是由于心脏局部发生电生理紊乱，引起严重性心律失常所致。

第四节　冠心病的西医治疗

　　冠心病的治疗包括：①生活习惯改变：戒烟限酒，低脂低盐饮食，适当体育锻炼，控制体重等；②药物治疗：抗血栓（抗血小板、抗凝），减轻心肌氧耗（β受体阻滞剂），缓解心绞痛（硝酸酯类），调脂稳定斑块（他汀类调脂药）；③血运重建治疗：包括介入治疗（血管内球囊扩张成形术和支架植入术）和外科冠状动脉旁路移植术。药物治疗是所有治疗的基础。介入和外科手术治疗后也要坚持长期的标准药物治疗。对同一病人来说，处于疾病的某一个阶段时可用药物理想地控制，而在另一阶段时单用药物治疗效果往往不佳，需要将药物与介入治疗或外科手术合用。

一、药物治疗

　　目的是缓解症状，减少心绞痛的发作及预防心肌梗死；延缓冠状动脉粥样硬化病变的发展并减少冠心病死亡。规范药物治疗可以有效地降低冠心病患者的死亡率和再缺血事件的发生，并改善患者的临床症状。而对于部分血管病变严重甚至完全阻塞的病人，在药物治疗的基础上，血管重建治疗可进一步降低患者的死亡率。

　　（1）硝酸酯类药物　本类药物主要有：硝酸甘油、硝酸异山梨酯（消心痛）、5－单硝酸异山梨酯、长效硝酸甘油制剂（硝酸甘油油膏或橡皮膏贴片）等。硝酸酯类药物是稳定型心绞痛患者的常规用药。心绞痛发作时可以舌下含服硝酸甘油或使用硝酸甘油气雾剂。对于急性心肌梗死及不稳定型心绞痛患者，先静脉给药，病情稳定、症状改善后改为口服或皮肤贴剂，疼痛症状完全消失后可以停药。硝酸酯类药物持续使用可发生耐药性，有效性下降，可间隔 8~12 小时服药，以减少耐药性。

　　（2）抗血栓药物　包括抗血小板和抗凝药物。抗血小板药物主要有阿司匹林、氯吡格雷（波立维）、替罗非班等，可以抑制血小板聚集，避免血栓形成而堵塞血管。阿司匹林肠溶片为首选药物，维持量为每天 75~100mg，所有冠心病患者没有禁忌症应该长期服用。阿司匹林的副作用是对胃肠道的刺激，胃肠道溃疡患者要慎用。冠脉介入治疗术后应坚持每日口服氯吡格雷，通常半年至 1 年。

　　抗凝药物包括普通肝素、低分子肝素、磺达肝癸钠、比伐卢定等，通常用于不稳定型心绞痛和心肌梗死的急性期，以及介入治疗术中。

　　（3）纤溶药物　溶血栓药主要有链激酶、尿激酶、组织型纤溶酶原激活剂等，可溶解冠脉闭塞处已形成的血栓，开通血管，恢复血流，用于急性心肌梗死发作期。

（4）β–阻滞剂　β受体阻滞剂既有抗心绞痛作用，又能预防心律失常。在无明显禁忌时，β受体阻滞剂是冠心病的一线用药。常用药物有：美托洛尔、阿替洛尔、比索洛尔和兼有α受体阻滞作用的卡维地洛、阿罗洛尔（阿尔马尔）等，剂量应该以将心率降低到目标范围内。β受体阻滞剂禁忌和慎用的情况有哮喘、慢性气管炎及外周血管疾病等。

（5）钙通道阻断剂　可用于稳定型心绞痛的治疗和冠脉痉挛引起的心绞痛。常用药物有：维拉帕米、硝苯地平控释剂、氨氯地平、地尔硫卓等。不主张使用短效钙通道阻断剂，如硝苯地平普通片。

（6）肾素血管紧张素系统抑制剂　包括血管紧张素转换酶抑制剂（ACEI）、血管紧张素2受体拮抗剂（ARB）以及醛固酮拮抗剂。对于急性心肌梗死或近期发生心肌梗死合并心功能不全的患者，尤其应当使用此类药物。常用ACEI类药物有：依那普利、贝那普利、雷米普利、福辛普利等。如出现明显的干咳副作用，可改用ARB。ARB常用药物包括：缬沙坦、替米沙坦、厄贝沙坦、氯沙坦等。用药过程中要注意防止血压偏低。

（7）调脂治疗　调脂治疗适用于所有冠心病患者。冠心病在改变生活习惯基础上给予他汀类药物，他汀类药物主要降低低密度脂蛋白胆固醇，治疗目标为下降到80mg/dl。常用药物有：洛伐他汀、普伐他汀、辛伐他汀、氟伐他汀、阿托伐他汀等。最近研究表明，他汀类药物可以降低冠心病死亡率及发病率。

二、经皮冠状动脉介入治疗（PCI）

经皮冠状动脉腔内成形术（PTCA）应用特制的带气囊导管，经外周动脉（股动脉或桡动脉）送到冠脉狭窄处，充盈气囊可扩张狭窄的管腔，改善血流，并在已扩开的狭窄处放置支架，预防再狭窄。还可结合血栓抽吸术、旋磨术。此法适用于药物控制不良的稳定型心绞痛、不稳定型心绞痛和心肌梗死患者。心肌梗死急性期首选急诊介入治疗，时间非常重要，越早越好。

三、冠状动脉旁路移植术（CABG）

冠状动脉旁路移植术，简称冠脉搭桥术。冠状动脉旁路移植术通过恢复心肌血流的灌注，缓解胸痛和局部缺血、改善患者的生活质量，并可以延长患者的生命。适用于严重冠状动脉病变的患者，不能接受介入治疗或治疗后复发的病人，以及心肌梗死后心绞痛，或出现室壁瘤、二尖瓣关闭不全、室间隔穿孔等并发症时，在治疗并发症的同时，应该行冠状动脉搭桥术。手术的选择应该由心内、心外科医生与患者共同决策。

第五节 冠心病的中医治疗

冠心病属于中医的心悸、胸痹、真心痛（厥心痛）范畴。本病常伴有高血压、高脂血症、糖尿病等。脑力劳动者多见，对人们健康危害大，为老年人主要死因之一。下面根据冠心病的临床表现简要论述如下。

一、心律失常（心悸）

很多冠心病患者，临床表现主要以心律失常为主，病人心悸、心慌，难以忍受。中医学认为心悸是因外感六淫或内伤五邪，导致气血阴阳亏虚，心失所养；或痰饮瘀血阻滞，心脉不畅，引起以心中急剧跳动，惊慌不安，甚则不能自主为主要临床表现的一种病证。

心悸因惊恐、情绪失常而诱发，时作时止，不发时如常人，病情较轻者为惊悸；若终日悸动，稍劳尤甚，全身情况差，病情较重者为怔忡。怔忡多伴惊悸，惊悸日久不愈者亦可转为怔忡。

心悸是心脏常见病症，除可由心本身的病变引起外，也可由它脏病变波及于心而致。

《内经》虽无心悸或惊悸、怔忡之病名，但有类似症状记载，如《素问·举痛论》："惊则心无所倚，神无所归，虑无所定，故气乱矣。"并认为其病因有宗气外泄，心脉不通，突受惊恐，复感外邪等。并对心悸脉象的变化有深刻认识，《素问·三部九候论》说："参伍不调者病。"最早记载脉律不齐是疾病的表现。《素问·平人气象论》说："脉绝不至曰死，乍疏乍数曰死。"最早认识到心悸时严重脉律失常与疾病预后的关系。汉代张仲景在《伤寒论》及《金匮要略》中以惊悸、心动悸、心下悸等为病名，认为其主要病因有惊扰、水饮、虚损及汗后受邪等，记载了心悸时表现的结、代、促脉，提出了基本治则及治疗心悸的常用方剂如炙甘草汤等。宋代《济生方·惊悸怔忡健忘门》率先提出怔忡病名，对惊悸、怔忡的病因病机、辨证、治法作了较为详细的记述。《丹溪心法·惊悸怔忡》中提出心悸当"责之虚与痰"的理论。明代《医学正传·惊悸怔忡健忘证》对惊悸、怔忡的区别与联系作了详尽的描述。《景岳全书·怔忡惊恐》认为怔忡由阴虚劳损所致，且"虚微动亦微，虚甚动亦甚"，在治疗与护理上主张"速宜节欲节劳，切戒酒色"；"速宜养气养精，滋培根本"。清代《医林改错》论述了瘀血内阻导致心悸、怔忡，记载了用血府逐瘀汤治疗心悸每多获效。

心悸是临床常见病证之一，也可作为临床多种病证的症状表现之一，如胸痹心痛、失眠、健忘、眩晕、水肿、喘证等出现心悸时，应主要针对原发病进行辨证治疗。

根据本病的临床表现，西医学的各种原因引起的心律失常，如心动过速、心动过缓、期前收缩、心房颤动或扑动、房室传导阻滞、病态窦房结综合征、预激综合征及心功能不全等，凡以心悸为主要临床表现时，均可参考本节辨证论治。

【病因病机】

1. **体虚久病**　禀赋不足，素体虚弱，或久病失养，劳欲过度，气血阴阳亏虚，以致心失所养，发为心悸。

2. **饮食劳倦**　嗜食膏粱厚味，煎炸炙煿，蕴热化火生痰，或伤脾滋生痰浊，痰火扰心而致心悸。劳倦太过伤脾，或久卧伤气，引起生化之源不足，而致心血虚少，心失所养，神不潜藏，而发为心悸。

3. **七情所伤**　平素心虚胆怯，突遇惊恐或情怀不适，悲哀过极，忧思不解等七情扰动，忤犯心神，心神动摇，不能自主而心悸。

4. **感受外邪**　风寒湿三气杂至，合而为痹，痹证日久，复感外邪，内舍于心，痹阻心脉，心之气血运行受阻，发为心悸；或风寒湿热之邪，由血脉内侵于心，耗伤心之气血阴阳，亦可引起心悸。如温病、疫毒均可灼伤营阴，心失所养而发为心悸。或邪毒内扰心神，心神不安，也可发为心悸，如春温、风温、暑温、白喉、梅毒等病，往往伴见心悸。

5. **药物中毒**　药物过量或毒性较剧，损害心气，甚则损伤心质，引起心悸，如制附子（先煎）、乌头，或西药锑剂、洋地黄、奎尼丁、肾上腺素、阿托品等，当用药过量或不当时，均能引发心动悸、脉结代一类证候。

心悸的发病，或由惊恐恼怒，动摇心神，致心神不宁而为惊悸；或因久病体虚，劳累过度，耗伤气血，心神失养，若虚极邪盛，无惊自悸，悸动不已，则成为怔忡。

心悸的病位主要在心，由于心神失养，心神动摇，悸动不安。但其发病与脾、肾、肺、肝四脏功能失调相关。如脾不生血，心血不足，心神失养则动悸。脾失健运，痰湿内生，扰动心神，心神不安而发病。肾阴不足，不能上制心火，或肾阳亏虚，心阳失于温煦，均可发为心悸。肺气亏虚，不能助心以主治节，心脉运行不畅则心悸不安。肝气郁滞，气滞血瘀，或气郁化火，致使心脉不畅，心神受扰，都可引发心悸。

心悸的病性主要有虚实两方面。虚者为气血阴阳亏损，心神失养而致。实者多由痰火扰心、水饮凌心及瘀血阻脉而引起。虚实之间可以相互夹杂或转化。如实证日久，耗伤正气，可分别兼见气、血、阴、阳之亏损，而虚证也可因虚致实，而兼有实证表现，如临床上阴虚生内热者常兼火亢或夹痰热，阳虚不能蒸腾水湿而易夹水饮、痰湿，气血不足、气血运行滞涩而易出现气血瘀滞，瘀血与痰浊又常常互结为患。总之，本病为本虚标实证，其本为气血不足，阴阳亏损，其标是气滞、血瘀、痰浊、水饮，临床表现多为虚实夹杂之证。

【临床表现】

心悸的基本证候特点是发作性心慌不安，心跳剧烈，不能自主，或一过性、阵发性，或持续时间较长，或一日数次发作，或数日一次发作。常兼见胸闷气短，神疲乏力，头晕喘促，甚至不能平卧，以至出现晕厥。其脉象表现或数或迟，或乍疏乍数，并以结脉、代脉、促脉、涩脉为常见。

心悸失治、误治，可以出现变证。若心悸兼见浮肿尿少，形寒肢冷，坐卧不安，动则气喘，脉疾数微，此为心悸重症心肾阳虚、水饮凌心的特点。若心悸突发，喘促，不得卧，咯吐泡沫痰，或为粉红色痰涎，或夜间阵发咳嗽，尿少肢肿，脉数细微，此为心悸危症水饮凌心射肺之特点。若心悸突见面色苍白，大汗淋漓，四肢厥冷，喘促欲脱，神志淡漠，此为心阳欲脱之危证。若心悸脉象散乱，极疾或极迟，面色苍白，口唇紫绀，突发意识丧失，肢体抽搐，短暂即恢复正常而无后遗症，或一厥不醒，为心悸危症晕厥之特点。

【诊断】

1. 自觉心慌不安，心跳剧烈，神情紧张，不能自主，心搏或快速，或心跳过重，或忽跳忽止，呈阵发性或持续不止。

2. 伴有胸闷不适，易激动，心烦，少寐多汗，颤动，乏力，头晕等。中老年发作频繁者，可伴有心胸疼痛，甚至喘促，肢冷汗出，或见晕厥。

3. 常由情志刺激、惊恐、紧张、劳倦过度、饮酒饱食等原因诱发。

4. 可见有脉象数、疾、促、结、代、沉、迟等变化。

5. 心电图、血压、X线胸部摄片等检查有助于明确诊断。

【辨证论治】

（一）辨证要点

1. 辨惊悸与怔忡　大凡惊悸发病，多与情绪有关，可由骤遇惊恐，忧思恼怒，悲哀过极或过度紧张而诱发，多为阵发性，病来虽速，病情较轻，实证居多，病势轻浅，可自行缓解，不发时如常人。怔忡多由久病体虚、心脏受损所致，无精神因素亦可发生,常持续心悸,心中惕惕,不能自控,活动后加重,病情较重,每属虚证,或虚中夹实,病来虽渐,不发时亦可见脏腑虚损症状。惊悸日久不愈,亦可形成怔忡。

2. 辨虚实　心悸证候特点多为虚实夹杂,虚者指脏腑气血阴阳亏虚,实者多指痰饮、瘀血、火邪之类。辨证时,要注意分清虚实的主次,以决定治疗原则。

3. 辨脉象　观察脉象变化是心悸辨证中重要的客观内容,常见的异常脉象如结脉、代脉、促脉、涩脉、迟脉,要仔细体会、掌握其临床意义。一般认为,阳盛则促,数为阳热,若脉虽数、促而沉细、微细,伴有面浮肢肿,动则气短,形寒肢冷,舌淡者,为虚寒之象。阴盛则结,迟而无力为虚,脉象迟、结、代者,一般多属虚寒,其中结脉表示气血凝滞,代脉常为元气虚衰、脏气衰微。凡久病体虚而脉象弦滑搏指者为逆,病情重笃而脉象散乱模糊者为病危之象。

(二) 治疗原则

心悸虚证由脏腑气血阴阳亏虚、心神失养所致者,治当补益气血,调理阴阳,以求气血调畅,阴平阳秘,并配合应用养心安神之品,促进脏腑功能的恢复。心悸实证常因于痰饮、瘀血等所致,治当化痰、涤饮、活血化瘀,并配合应用重镇安神之品,以求邪去正安,心神得宁。临床上心悸表现为虚实夹杂时,当根据虚实之多少,攻补兼施,或以攻邪为主,或以扶正为主。

(三) 分证论治

1. 心虚胆怯证

【证候】心悸不宁,善惊易恐,坐卧不安,少寐多梦而易惊醒,食少纳呆,恶闻声响,苔薄白,脉细略数或细弦。

【治法】镇惊定志,养心安神。

【方药】安神定志丸。人参 10 克　茯苓 (去皮) 10 克　茯神 (去心) 10 克　龙齿 (先煎) 15 克　远志 (去心) 10 克　白术 (炒) 10 克　石菖蒲 (去毛,忌铁) 10 克　酸枣仁 (去壳,炒) 10 克　麦门冬 (去心) 10 克　牛黄 1 克 (另研)　辰砂 1 克 (水飞,另研,为衣)。

【用法】水煎服,日 1 剂,加水 1000mL,煎取 200mL,早晚各温服 100mL,餐前餐后不拘。

方中龙齿 (先煎)、朱砂镇惊宁神;茯苓、茯神、石菖蒲、远志安神定志;人参益气养心。可加琥珀、磁石重镇安神。

2. 心脾两虚证

【证候】心悸气短,头晕目眩,少寐多梦,健忘,面色无华,神疲乏力,纳呆食少，腹胀便溏，舌淡红，脉细弱。

【治法】补血养心，益气安神。

【方药】归脾汤。白术 10 克　人参 10 克　黄芪 10 克　当归 10 克　甘草 5 克　茯苓 15 克　远志 10 克　酸枣仁 10 克　木香 10 克　龙眼肉 10 克　生姜 5 片　大枣（掰开）7 颗

【用法】水煎服，日 1 剂，加水 1000mL，煎取 200mL，早晚各温服 100mL，餐前餐后不拘。

方中当归、龙眼肉补养心血；黄芪、人参、白术、炙甘草益气以生血；茯神、远志、酸枣仁宁心安神；木香行气，令补而不滞。

若心悸气短，神疲乏力，心烦失眠，五心烦热，自汗盗汗，胸闷，面色无华，舌淡红少津，苔少或无，脉细数，为气阴两虚，治以益气养阴，养心安神，用炙甘草汤加减。本方益气滋阴，补血复脉。方中炙甘草、人参、大枣益气以补心脾；干地黄、麦冬、阿胶、麻子仁甘润滋阴，养心补血，润肺生津；生姜、桂枝、酒通阳复脉。气虚甚者加黄芪 10 克；血虚甚者加当归 10 克、熟地 10 克；阳虚甚而汗出肢冷，脉结或代者，加附片 10 克、肉桂（研末，冲服）3 克；自汗、盗汗者，加麻黄根 10 克、浮小麦 30 克。

3. 阴虚火旺证

【证候】心悸易惊，心烦失眠，五心烦热，口干，盗汗，思虑劳心则症状加重，伴有耳鸣，腰酸，头晕目眩，舌红少津，苔薄黄或少苔，脉细数。

【治法】滋阴清火，养心安神。

【方药】黄连阿胶汤。黄连 10 克　黄芩 5 克　芍药 10 克　阿胶（烊化）10 克　鸡子黄二枚（冲）

【用法】水煎服，日 1 剂，加水 500mL，煎取 200mL，早晚各温服 100mL，餐前餐后不拘。

方中黄连、黄芩清心火；阿胶、芍药滋阴养血；鸡子黄滋阴清热两相兼顾。常加酸枣仁、珍珠母、生牡蛎（先煎）等以加强安神定悸之功。

肾阴亏虚、虚火妄动、遗精腰酸者，加龟板、熟地、知母、黄柏，或加服知柏地黄丸，滋补肾阴，清泻虚火。阴虚而火热不明显者，可改用天王补心丹滋阴养血；养心安神。心阴亏虚、心火偏旺者，可改服朱砂安神丸养阴清热，镇心安神。

若阴虚夹有瘀热者，可加丹参 20 克、赤芍 10 克、丹皮 10 克等清热凉血，活血化瘀。夹有痰热者，可合用黄连温胆汤，清热化痰。

4. 心阳不振证

【证候】心悸不安，胸闷气短，动则尤甚，面色苍白，形寒肢冷，舌淡苔白，脉虚弱，或沉细无力。

【治法】温补心阳，安神定悸。

【方药】桂枝甘草龙骨（先煎）牡蛎（先煎）汤。桂枝 10 克　炙甘草 10 克　龙骨（先煎）20 克　牡蛎（先煎）20 克

【用法】水煎服，日 1 剂，加水 500mL，煎取 200mL，早晚各温服 100mL，餐前餐后不拘。

方中桂枝、炙甘草温补心阳；生龙骨（先煎）、生牡蛎（先煎）安神定悸。大汗出者，加用人参 10 克、黄芪 30 克、山茱萸 30 克或用独参汤煎服；心阳不足、寒象显著者，加黄芪 30 克、人参 10 克、制附子（先煎）10 克益气温阳；夹有瘀血者，加丹参 20 克、赤芍 10 克、桃仁 10 克、红花 10 克等。

5. 水饮凌心证

【证候】心悸，胸闷痞满，渴不欲饮，下肢浮肿，形寒肢冷，伴有眩晕，恶心呕吐，流涎，小便短少，舌淡苔滑或沉细而滑。

【治法】振奋心阳，化气利水。

【方药】苓桂术甘汤。茯苓 30 克　桂枝 10 克　白术 15 克　甘草 9 克

【用法】水煎服，日 1 剂，加水 500mL，煎取 200mL，早晚各温服 100mL，餐前餐后不拘。

方中茯苓淡渗利水；桂枝、炙甘草通阳化气；白术健脾祛湿。兼见恶心呕吐，加法半夏 10 克、陈皮 10 克、生姜皮 10 克和胃降逆止呕；尿少肢肿，加泽泻 10 克、猪苓 10 克、防己 10 克、大腹皮 10 克、车前子 10 克利水渗湿；兼见水饮上凌于肺，肺失宣降，出现咳喘，加葶苈子 20 克、桑白皮 10 克以泻肺利水。

若肾阳虚衰，不能制水，水气凌心，症见心悸，咳喘，不能平卧，浮肿，小便不利，可用真武汤，以温阳化气利水。方中制附子（先煎）温肾暖土；茯苓健脾渗湿；白术健脾燥湿；白芍利小便，通血脉；生姜温胃散水。

6. 心血瘀阻证

【证候】心悸，胸闷不适，心痛时作，痛如针刺，唇甲青紫，舌质紫暗或有瘀斑，脉涩或结或代。

【治法】活血化瘀，理气通络。

【方药】桃仁红花煎。红花 10 克　当归 10 克　桃仁 10 克　香附 10 克　延胡索 10 克　赤芍 10 克　川芎 10 克　乳香 10 克　丹参 10 克　青皮 10 克　生地 10 克

【用法】水煎服，日1剂，加水1000mL，煎取200mL，早晚各温服100mL，餐前餐后不拘。

方中桃仁、红花、丹参、赤芍、川芎活血化瘀；延胡索、香附、青皮理气通脉止痛；生地、当归养血和血。如胸部窒闷不适，去生地之滋腻，加檀香10克、降香10克利气宽胸。胸痛甚，加五灵脂10克、蒲黄10克、三七粉（冲服）5克等活血化瘀，通络定痛。兼气虚者，去理气之青皮，加黄芪30克、党参10克补中益气。兼血虚者，加何首乌10克、熟地10克滋养阴血。兼阴虚者，加麦冬10克、五味子10克滋阴。兼阳虚者，加制附子（先煎）10克、肉桂（研末，冲服）3克温补阳气。兼挟痰浊，而见胸满闷痛，苔浊腻者，加瓜蒌10克、薤白10克、法半夏10克理气宽胸化痰。

7. 痰火扰心证

【证候】心悸时发时止，受惊易作，胸闷烦躁，失眠多梦，口干苦，大便秘结，小便短赤，舌红苔黄腻，脉弦滑。

【治法】清热化痰，宁心安神。

【方药】黄连温胆汤。川连6克　竹茹12克　枳实6克　法半夏6克　橘红6克　甘草3克　生姜6克　茯苓10克

【用法】水煎服，日1剂，加水500mL，煎取200mL，早晚各温服100mL，餐前餐后不拘。

方中黄连苦寒泻火，清心除烦；温胆汤清热化痰。全方使痰热去，心神安。可加栀子、黄芩、全瓜蒌，以加强清火化痰之功。心悸重者可加生龙骨（先煎）20克、生牡蛎（先煎）20克镇心安神。若兼见大便秘结者，加生大黄泻热通腑。火热伤阴者，加沙参10克、麦冬10克、天冬10克、生地10克滋阴养液。

【转归预后】

心悸的预后转归主要取决于本虚标实的程度，治疗是否及时、恰当。心悸仅为偶发、短暂、阵发者，一般易治，或不药而解；反复发作或长时间持续发作者，较为难治。如患者气血阴阳虚损程度较轻，未见瘀血、痰饮之标证，病损脏腑单一，治疗及时得当，脉象变化不显著者，病证多能痊愈。反之，脉象过数、过迟、频繁结代或乍疏乍数者，治疗颇为棘手，兼因失治、误治，预后较差。若出现喘促、水肿、胸痹心痛、厥证、脱证等变证、坏病，若不及时抢救治疗，预后极差，甚至卒死。

二、冠心病心绞痛（胸痹心痛）

冠心病心绞痛属于中医胸痹心痛范畴。中医学认为胸痹心痛是由于正气亏虚，

饮食、情志、寒邪等所引起的以痰浊、瘀血、气滞、寒凝痹阻心脉，以膻中或左胸部发作性憋闷、疼痛为主要临床表现的一种病证。轻者偶发短暂轻微的胸部沉闷或隐痛，或为发作性膻中或左胸含糊不清的不适感；重者疼痛剧烈，或呈压榨样绞痛。常伴有心悸，气短，呼吸不畅，甚至喘促，惊恐不安，面色苍白，冷汗自出等。多由劳累、饱餐、寒冷及情绪激动而诱发，亦可无明显诱因或安静时发病。

胸痹心痛是威胁中老年人生命健康的重要心系病证之一，随着现代社会生活方式及饮食结构的改变，发病有逐渐增加的趋势。中医药治疗从整体出发，具有综合作用的优势，因而受到广泛的关注。

"心痛"，病名最早见于马王堆古汉墓出土的《五十二病方》。"胸痹"病名最早见于《内经》，对本病的病因、一般症状及真心痛的表现均有记载。《素问·藏气法时论》："心病者，胸中痛，胁支满，胁下痛，膺背肩胛间痛，两臂内痛。"《灵枢·厥病》："真心痛，手足青至节，心痛甚，旦发夕死，夕发旦死。"《金匮要略·胸痹心痛短气病脉证治》认为心痛是胸痹的表现，"胸痹缓急"，即心痛时发时缓为其特点，其病机以阳微阴弦为主，以辛温通阳或温补阳气为治疗大法，代表方剂如瓜蒌薤白法半夏汤、瓜蒌薤白白酒汤及人参汤等。后世医家丰富了本病的治法，如元代危亦林《世医得效方》用苏合香丸芳香温通治卒暴心痛。明代王肯堂《证治准绳·心痛胃脘痛》明确指出心痛、胸痛、胃脘痛之别，对胸痹心痛的诊断是一大突破，在诸痛门中用失笑散及大剂量红花、桃仁、降香、失笑散活血理气止痛治死血心痛。

清代陈念祖《时方歌括》用丹参饮活血行气治疗心腹诸痛。清代王清任《医林改错》用血府逐瘀汤活血化瘀通络治胸痹心痛等，对本病均有较好疗效。

胸痹心痛病相当于西医的缺血性心脏病心绞痛，胸痹心痛重症即真心痛相当于西医学心肌梗死。

【病因病机】

1. **年老体虚** 本病多发于中老年人，年过半百，肾气渐衰。肾阳虚衰则不能鼓动五脏之阳，引起心气不足或心阳不振，血脉失于阳之温煦、气之鼓动，则气血运行滞涩不畅，发为心痛；若肾阴亏虚，则不能滋养五脏之阴，阴亏则火旺，灼津为痰，痰热上犯于心，心脉痹阻，则为心痛。

2. **饮食不当** 恣食肥甘厚味或经常饱餐过度，日久损伤脾胃，运化失司，酿湿生痰，上犯心胸，清阳不展，气机不畅，心脉痹阻，遂成本病；或痰郁化火，火热又可炼液为痰，灼血为瘀，痰瘀交阻，痹阻心脉而成心痛。

3. **情志失调** 忧思伤脾，脾虚气结，运化失司，津液不行输布，聚而为痰，痰阻气机，气血运行不畅，心脉痹阻，发为胸痹心痛。或郁怒伤肝，肝郁气滞，郁久化火，灼津成痰，气滞痰浊痹阻心脉，而成胸痹心痛。沈金鳌《杂病源流犀烛·心病源流》认为七情除"喜之气能散外，余皆足令心气郁结而为痛也"。由于肝气通于心气，肝气滞则心气涩，所以七情太过，是引发本病的常见原因。

4. 寒邪内侵　素体阳虚，胸阳不振，阴寒之邪乘虚而入，寒凝气滞，胸阳不展，血行不畅，而发本病。《素问·举痛论》："寒气入经而稽迟，泣而不行，客于脉外则血少，客于脉中则气不通，故卒然而痛。"《诸病源候论·心腹痛病诸候》曰："心腹痛者，由腑脏虚弱，风寒客于其间故也。"《医门法律·中寒门》云："胸痹心痛，然总因阳虚，故阴得乘之。"阐述了本病由阳虚感寒而发作，故天气变化、骤遇寒凉而诱发胸痹心痛。

胸痹心痛的病机关键在于心脉痹阻，其病位在心，但与肝、脾、肾三脏功能的失调有密切的关系。因心主血脉的正常功能，有赖于肝主疏泄，脾主运化，肾藏精主水等功能正常。其病性有虚实两方面，常常为本虚标实，虚实夹杂，虚者多见气虚、阳虚、阴虚、血虚，尤以气虚、阳虚多见；实者不外气滞、寒凝、痰浊、血瘀，并可交互为患，其中又以血瘀、痰浊多见。但虚实两方面均以心脉痹阻不畅，不通则痛为病机关键。发作期以标实表现为主，血瘀、痰浊为突出，缓解期主要有心、脾、肾气血阴阳之亏虚，其中又以心气虚、心阳虚最为常见。以上病因病机可同时并存，交互为患，病情进一步发展，可见下述病变：瘀血闭阻心脉，心胸猝然大痛，而发为真心痛；心阳阻遏，心气不足，鼓动无力，而表现为心动悸，脉结代，甚至脉微欲绝；心肾阳衰，水邪泛滥，凌心射肺而为咳喘、水肿，多为病情加重的表现，要注意结合有关病种相互参照，辨证论治。

【临床表现】

本病以胸闷、心痛、短气为主要证候特征。多发于 40 岁以上的中老年人，表现为胸骨后或左胸发作性闷痛，不适，甚至剧痛向左肩背沿手少阴心经循行部位放射，持续时间短暂，常由情志刺激、饮食过饱、感受寒冷、劳倦过度而诱发，亦可在安静时或夜间无明显诱因而发病。多伴有短气乏力，自汗心悸，甚至喘促，脉结代。多数患者休息或除去诱因后症状可以缓解。

胸痹心痛以胸骨后或心前区发作性闷痛为主，亦可表现为灼痛、绞痛、刺痛或隐痛、含糊不清的不适感等，持续时间多为数秒钟至 15 分钟之内。若疼痛剧烈，持续时间长达 30 分钟以上，休息或服药后仍不能缓解，伴有面色苍白，汗出，肢冷，脉结代，甚至旦发夕死，夕发旦死，为真心痛的证候特征。

【诊断】

1. 左侧胸膺或膻中处突发憋闷而痛，疼痛性质为灼痛、绞痛、刺痛或隐痛、含糊不清的不适感等，疼痛常可窜及肩背、前臂、咽喉、胃脘部等，甚者可沿手少阴、手厥阴经循行部位窜至中指或小指，常兼心悸。

2. 突然发病，时作时止，反复发作。持续时间短暂，一般几秒至数十分钟，经休息或服药后可迅速缓解。

3. 多见于中年以上，常因情志波动，气候变化，多饮暴食，劳累过度等而诱发。亦有无明显诱因或安静时发病者。

4. 心电图应列为必备的常规检查，必要时可作动态心电图、心功能测定、运动试验心电图。

5. 若疼痛剧烈，持续时间长，达30分钟以上，含化硝酸甘油片后难以缓解，可见汗出肢冷，面色苍白，唇甲青紫，手足青冷至肘膝关节处，甚至旦发夕死、夕发旦死，常合并心律失常、心功能不全及休克，多为真心痛表现，相当于急性心肌梗死，应配合心电图动态观察及心肌酶学、白细胞总数、血沉等检查，以进一步明确诊断。

【辨证论治】

（一）辨证要点

1. 辨疼痛部位　部位局限于胸膺部位，多为气滞或血瘀；放射至肩背、咽喉、脘腹、甚至臂膂、手指者，为痹阻较著；胸痛彻背、背痛彻心者，多为寒凝心脉或阳气暴脱。

2. 辨疼痛性质　疼痛性质是辨别胸痹心痛的寒热虚实，在气在血的主要参考，临证时再结合其他症状、脉象而作出准确判断。属寒者，疼痛如绞，遇寒则发，或得冷加剧；属热者，胸闷、灼痛；属虚者，痛势较缓，其痛绵绵或隐隐作痛；属实者，痛势较剧，其痛如刺、如绞；属气滞者，闷重而痛轻；属血瘀者，痛如针刺，痛有定处。

3. 辨疼痛时间　持续时间短暂，瞬间即逝者多轻，持续不止者多重，若持续数小时甚至数日不休者常为重病或危候。一般疼痛发作次数与病情轻重程度呈正比，即偶发者轻，频发者重。但亦有发作次数不多而病情较重的情况，必须结合临床表现，具体分析判断。

（二）治疗原则

本病发作期以标实为主，缓解期以本虚为主。其治疗应补其不足，泻其有余。本虚宜补，权衡心之气血阴阳之不足，有无兼见肝、脾、肾脏之亏虚，调阴阳补气血，调整脏腑之偏衰，尤应重视补心气、温心阳；标实当泻，针对气滞、血瘀、寒凝、痰浊而理气、活血、温通、化痰，尤重活血通络、理气化痰。由于本病多为虚实夹杂，故要做到补虚勿忘祛邪，祛实勿忘扶正。

对真心痛的治疗，在发病的前三四天内，警惕并预防脱证的发生，对减少死亡率，提高治愈率尤为重要。必须辨清证候之顺逆，一旦发现脱证之先兆，如疼痛剧烈，持续不解，四肢厥冷，自汗淋漓，神萎或烦躁，气短喘促，脉或速、或迟、或结、或代、或脉微欲绝等必须尽早使用益气固脱之品，并中西医结合救治。

（三）分证论治

1. 寒凝心脉证

【证候】卒然心痛如绞，或心痛彻背，背痛彻心，或感寒痛甚，心悸气短，形寒肢冷，冷汗自出，苔薄白，脉沉紧或促。多因气候骤冷或感寒而发病或加重。

【治法】温经散寒，活血通痹。

【方药】当归四逆汤。桂枝10克　细辛3克　当归12克　白芍15克　通草10克　大枣（掰开）7枚　甘草6克

【用法】水煎服，日1剂，加水500mL，煎取200mL，早晚各温服100mL，餐前餐后不拘。

方以桂枝、细辛温散寒邪，通阳止痛；当归、芍药养血活血；芍药、甘草缓急止痛；通草通利血脉；大枣健脾益气。全方共呈温经散寒，活血通痹之效。可加瓜蒌10克、薤白10克通阳开痹。疼痛较著者，可加延胡索10克、九香虫克活血理气定痛。

若疼痛剧烈，心痛彻背，背痛彻心，痛无休止，伴有身寒肢冷，气短喘息，脉沉紧或沉微者，为阴寒极盛，胸痹心痛重证，治以温阳散寒止痛，方用乌头赤石脂汤。

苏合香丸或冠心苏合香丸，芳香化浊，理气温通开窍，发作时含化可迅速止痛。

阳虚之人，虚寒内生，同气相求而易感寒邪，而寒邪又可进一步耗伤阳气，故寒凝心脉时临床常伴阳虚之象，宜配合温补阳气之剂，以温阳散寒，不可一味用辛散寒邪之法，以免耗伤阳气。

2. 气滞心胸证

【证候】心胸满闷不适，隐痛阵发，痛无定处，时欲太息，遇情志不遂时容易诱发或加重，或兼有脘腹胀闷，得嗳气或矢气则舒，苔薄或薄腻，脉细弦。

【治法】疏调气机，和血舒通脉。

【方药】 柴胡疏肝散。枳壳 10 克　陈皮（醋炒）6 克　柴胡 6 克　川芎 9 克　香附 9 克　芍药 10 克　炙甘草 3 克

【用法】 水煎服，日 1 剂，加水 500mL，煎取 200mL，早晚各温服 100mL，餐前餐后不拘。

本方由四逆散（枳实改枳壳）加香附、川芎、陈皮组成，四逆散能疏肝理气，其中柴胡与枳壳相配可升降气机，白芍与甘草同用可缓急舒脉止痛，加香附、陈皮以增强理气解郁之功，全方共奏疏调气机，和血通功效。如胸闷心痛明显，为气滞血瘀之象，可合用失笑散，以增强活血行瘀、散结止痛之作用。

气滞心胸之胸痹心痛，可根据病情需要，选用木香 10 克、沉香 10 克、降香 10 克、檀香 10 克、延胡索 10 克、厚朴 10 克、枳实 10 克等芳香理气及破气之品，但不宜久用，以免耗散正气。如气滞兼见阴虚者可选用佛手、香橼等理气而不伤阴之品。

3. 痰浊闭阻证

【证候】 胸闷重而心痛轻，形体肥胖，痰多气短，遇阴雨天而易发作或加重，伴有倦怠乏力，纳呆便溏，口粘，恶心，咯吐痰涎，苔白腻或白滑，脉滑。

【治法】 通阳泄浊，豁痰开结。

【方药】 瓜蒌薤白法半夏汤加味。瓜蒌实 12 克　薤白 9 克　法半夏 9 克　枳实 10 克　陈皮 6 克　石菖蒲 10 克　桂枝 9 克　干姜 6 克　细辛 3 克　白酒 70 毫升

【用法】 水煎服，日 1 剂，加水 500mL，煎取 200mL，早晚各温服 100mL，餐前餐后不拘。

方以瓜蒌、薤白化痰通阳，行气止痛；法半夏理气化痰。常加枳实、陈皮行气滞，破痰结；加石菖蒲化浊开窍；加桂枝温阳化气通脉；加干姜、细辛温阳化饮，散寒止痛。全方加味后共奏通阳化饮，泄浊化痰，散结止痛功效。

若患者痰粘稠，色黄，大便干，苔黄腻，脉滑数，为痰浊郁而化热之象，用黄连温胆汤清热化痰，常配伍郁金、川芎理气活血，化瘀通脉。

若痰浊闭塞心脉，卒然剧痛，可用苏合香丸芳香温通止痛；因于痰热闭塞心脉者用猴枣散，清热化痰，开窍镇惊止痛。

胸痹心痛，痰浊闭阻可酌情选用天竺黄 10 克、天南星 10 克、苍术 10 克等化痰散结之品。由于脾为生痰之源，临床应适当配合健脾化湿之品。

4. 瘀血痹阻证

【证候】 心胸疼痛剧烈，如刺如绞，痛有定处，甚则心痛彻背，背痛彻心，或痛引肩背，伴有胸闷，日久不愈，可因暴怒而加重，舌质暗红，或紫暗，有瘀斑，

舌下瘀筋，苔薄，脉涩或结、代、促。

【治法】活血化瘀，通脉止痛。

【方药】血府逐瘀汤。桃仁 12 克　红花 9 克　当归 9 克　生地黄 9 克　牛膝 9 克　川芎 4.5 克　桔梗 4.5 克　赤芍 6 克　枳壳 6 克　甘草 6 克　柴胡 10 克

【用法】水煎服，日 1 剂，加水 500mL，煎取 200mL，早晚各温服 100mL，餐前餐后不拘。

由桃红四物汤合四逆散加牛膝、桔梗组成。以桃仁、红花、川芎、赤芍、牛膝活血祛瘀而通血脉；柴胡、桔梗、枳壳、甘草调气疏肝；当归、生地补血调肝，活血而不耗血，理气而不伤阴。

兼寒者，可加细辛 6 克、桂枝 10 克等温通散寒之品；兼气滞者，可加沉香 10 克、檀香 10 克等辛香理气止痛之品；兼气虚者，加黄芪 30 克、党参 10 克、白术 10 克等补气之品。若瘀血痹阻重证，表现胸痛剧烈，可加乳香 10 克、没药 10 克、郁金 10 克、延胡索 10 克、降香 10 克、丹参 20 克等加强活血理气止痛的作用。

活血化瘀法是胸痹心痛常用的治法，可选用三七（研末，冲服）5 克、川芎 10 克、丹参 20 克、当归 10 克、红花 10 克、苏木 10 克、赤芍 10 克、桃仁 10 克、水蛭 10 克、山楂 10 克等活血化瘀药物，但必须在辨证的基础上配伍使用，才能获得良效。

5. 心气不足证

【证候】心胸阵阵隐痛，胸闷气短，动则益甚，心中动悸，倦怠乏力，神疲懒言，面色㿠白，或易出汗，舌质淡红，舌体胖且边有齿痕，苔薄白，脉细缓或结代。

【治法】补养心气，鼓动心脉。

【方药】保元汤。白参 10 克　黄芪 30 克　炙甘草 10 克　肉桂 5 克

【用法】水煎服，日 1 剂，加水 500mL，煎 200mL，早晚各温服 100mL，餐前餐后不拘。

方以人参、黄芪大补元气，扶助心气；甘草炙用，甘温益气；肉桂辛热补阳，温通血脉；或以桂枝易肉桂，有通阳、行瘀之功；生姜温中。可加丹参或当归，养血活血。

若兼见心悸气短，头昏乏力，胸闷隐痛，口干咽干，心烦失眠，舌红或有齿痕者，为气阴两虚，可用养心汤，养心宁神，方中当归、生地、熟地、麦冬滋阴补血；人参、五味子、炙甘草补益心气；酸枣仁、柏子仁、茯神养心安神。

补心气药常用人参、党参、黄芪、大枣、太子参等，如气虚显著可少佐肉桂，补少火而生气。

6. 心阴亏损证

【证候】心胸疼痛时作，或灼痛，或隐痛，心悸怔忡，五心烦热，口燥咽干，潮热盗汗，舌红少泽，苔薄或剥，脉细数或结代。

【治法】滋阴清热，养心安神。

【方药】天王补心丹。人参（去芦）10 克　茯苓 10 克　玄参 10 克　丹参 10 克　桔梗 10 克　远志 10 克　当归（酒浸）10 克　五味子 10 克　麦门冬（去心）10 克　天门冬 10 克　柏子仁 10 克　酸枣仁（炒）10 克　生地黄 20 克

【用法】水煎服，日 1 剂，加水 500mL，煎取 200mL，早晚各温服 100mL，餐前餐后不拘。

本方以生地、玄参、天冬、麦冬、丹参、当归滋阴养血而泻虚火；人参、茯苓、柏子仁、酸枣仁、五味子、远志补心气，养心神；朱砂重镇安神；桔梗载药上行，直达病所为引。

若心肾阴虚，兼见头晕，耳鸣，口干，烦热，心悸不宁，腰膝酸软，用左归饮补益肾阴，或河车大造丸滋肾养阴清热。

7. 心阳不振证

【证候】胸闷或心痛较著，气短，心悸怔忡，自汗，动则更甚，神倦怯寒，面色㿠白，四肢欠温或肿胀，舌质淡胖，苔白腻，脉沉细迟。

【治法】补益阳气，温振心阳。

【方药】参附汤合桂枝甘草汤。人参 10 克　桂枝 10 克　制附子（先煎）10 克　甘草 5 克

【用法】水煎服，日 1 剂，加水 500mL，煎取 200mL，早晚各温服 100mL，餐前餐后不拘。

方中人参、制附子（先煎）大补元气，温补真阳；桂枝、甘草温阳化气，振奋心阳，两方共奏补益阳气；温振心阳之功。若阳虚寒凝心脉，心痛较剧者，可酌加川椒 10 克、荜茇 10 克、细辛 3 克、川乌（先煎 1 小时）10 克、赤石脂 30 克。若阳虚寒凝而兼气滞血瘀者，可选用薤白 10 克、沉香 10 克、降香 10 克、檀香 10 克、焦延胡索 10 克、乳香 10 克、没药 10 克偏于温性的理气活血药物。

若心肾阳虚、水饮凌心射肺，出现水肿、喘促、心悸，用真武汤温阳化气行水。若心肾阳虚，虚阳欲脱厥逆者，用四逆加人参汤，温阳益气，回阳救逆。若见大汗淋漓、脉微欲绝等亡阳证，应用参附龙牡汤，并加用大剂山茱萸，以温阳益气，回阳固脱。

附：急性心肌梗死（真心痛）

（一）辨证论治

1. 寒滞心脉证

【证候】心痛剧烈，胸闷短气，心悸，恶寒肢冷，面色苍白，唇紫，舌淡紫，苔白，脉弦紧或沉伏，或结代。

【治法】温通血脉。

【方药】乌头赤石脂丸（《金匮要略》方）。组成：乌头（先煎1小时）10克 制附子（先煎）10克 干姜10克 赤石脂10克 蜀椒10克改为煎剂，送服冠心苏合丸

【用法】水煎服，日1剂，加水500mL，煎取200mL，早晚各温服100mL，餐前餐后不拘。

2. 心脉瘀阻证

【证候】心痛如刺，剧烈难忍，胸闷心悸，面唇青紫，舌暗或有瘀点，脉弦涩或结代。

【治法】破瘀通脉。

【方药】活络效灵丹（《医学衷中参西录》方）。组成：当归20克 丹参20克 乳香10克 没药10克 加瓜蒌10克 三七（研末，冲服）5克 水蛭10克 九香虫10克 肉桂（研末，冲服）3克等

【用法】水煎服，日1剂，加水500mL，煎取200mL，早晚各温服100mL，餐前餐后不拘。

3. 痰热扰心证

【证候】胸闷如窒，心痛不休，口苦口干，或体胖痰多而稠，舌红，苔黄腻，脉弦滑。

【治法】清热化痰宽胸。

【方药】小陷胸汤（《伤寒论》方）。组成：黄连6克 法半夏10克 瓜蒌10克 加浙贝母10克 胆南星10克

【用法】水煎服，日1剂，加水1000mL，煎取200mL，早晚各温服100mL，餐前餐后不拘。

4. 气阴两虚证

【证候】胸闷心痛，短气，神疲乏力，心烦失眠，眩晕，汗出，便结，舌红少苔，脉细数无力或促或代。

【治法】补益心气、滋补心阴。

【方药】生脉散（《内外伤辨惑论》方）。组成：人参 10 克　麦冬 10 克　五味子 10 克

【用法】水煎服，日 1 剂，加水 500mL，煎取 200mL，早晚各温服 100mL，餐前餐后不拘。

5. 心阳虚脱证

【证候】胸痛剧烈，胸闷气短，面色苍灰，焦虑不安，四肢厥冷，冷汗不止，口唇青紫，舌质紫暗，苔白滑，脉微细或结代。

【治法】回阳固脱。

【方药】参附汤（《妇人良方》方）。组成：人参 10 克　熟附子 10 克　生姜 5 片　大枣（掰开）7 颗　加桃仁 10 克　红花 10 克

【用法】水煎服，日 1 剂，加水 500mL，煎取 200mL，早晚各温服 100mL，餐前餐后不拘。

（二）常用急救中成药

胸痹真心痛属内科急症，其发病急、变化快，易恶化为真心痛，在急性发作期应以消除疼痛为首要任务，可选用或合并运用以下措施。病情严重者，应积极配合西医救治。

1. 速效救心丸（川芎、冰片等）每日 3 次，每次 4 - 6 粒含服，急性发作时每次 10 - 15 粒。功效：活血理气，增加冠脉流量，缓解心绞痛。治疗冠心病胸闷憋气，心前区疼痛。

2. 苏合香丸（《太平惠民和剂局方》）每服 1 - 4 丸，疼痛时用。功效：芳香温通，理气止痛。治疗胸痹心痛，寒凝气滞证。

3. 苏冰滴丸（苏合香、冰片）含服，每次 2 - 4 粒，每日 3 次。功效：芳香开窍，理气止痛。治疗胸痹心痛，真心痛属寒凝气滞证。

4. 冠心苏合丸（苏合香、冰片、朱砂、木香、檀香）每服 1 丸（3 克）。功效：芳香止痛，用于胸痹心痛气滞寒凝者，亦可用于真心痛。

5. 寒证心痛气雾剂（肉桂、香附等）功效：温经散寒，理气止痛。用于心痛苔白者，每次舌下喷雾 1 - 2 次。

6. 热证心痛气雾剂（丹皮、川芎等）功效：凉血清热，活血止痛。用于心痛苔黄者，每次舌下喷雾 1 - 2 次。

7. 麝香保心丸（麝香、蟾酥、人参等）功效：芳香温通，益气强心。用于心痛突起者。每次含服或吞服 1 ~ 2 粒。

【转归预后】

胸痹心痛虽属内科急症、重症，但只要及时诊断处理，辨证论治正确，一般能控制或缓解病情。若临床失治、误治，或患者不遵医嘱，失于调摄，则病情进一步发展，瘀血闭塞心脉，发为真心痛，预后不佳。但若能及时、正确抢救，也可转危为安。若心阳阻遏，心气不足，鼓动无力，可见心动悸、脉结代，尤其是真心痛伴脉结代，如不及时发现，正确处理，甚至可致晕厥或猝死，必须高度警惕。若心肾阳衰，饮邪内停，水饮凌心射肺，可见浮肿、尿少、心悸、喘促等症，为胸痹心痛的重症合并症，应配合西医抢救手段积极救治。

第六节　冠心病的调护

一、冠心病患者的饮食注意事项

1. 控制摄入总热量

膳食摄入总量过多，超过人体的消耗，必然会以脂肪的形式储存于体内，形成肥胖。因此，中国营养学会曾提出全国平均膳食热量，每日每人 10056 焦耳（2400千卡），冠心病人则应控制在 2000 千卡左右。一般主食每日 350~400 克，最多不要超过 500 克，避免过饱，晚饭的量宜少，少吃甜食。平常摄食应当注意宜多吃些粗粮，以增加复杂的糖类、纤维素、维生素的含量。应多选用玉米、燕麦、荞麦、高粱、大豆、麦麸、大麦、小米、标准粉、糙米等。

2. 控制膳食中总脂肪量及饱和脂肪酸的比例

美国心脏病学会提出：膳食中总脂肪量应小于总热量的 25%，饱和脂肪酸应小于总热量的 10%，胆固醇应小于 300 毫克/每日，一个鸡蛋中的胆固醇接近于 300 毫克，当患有冠心病时，应每日半个鸡蛋或每两日一个鸡蛋。同时烹调菜肴时，应尽量不用猪油、黄油、骨髓油等动物油，最好用香油、花生油、豆油、菜籽油等植物油。应尽量减少肥肉、动物内脏的摄入；增加不饱和脂肪酸含量较多的海鱼、豆类的摄入。可适当吃些瘦肉、家禽、鱼类，如瘦猪肉、牛肉、鸡、鸭、兔、鱼、海参、海蜇头。海鱼的脂肪中含有多不饱和脂肪酸，它能够影响人体脂质代谢，降低血清胆固醇和血清甘油三酯，从而保护心血管，预防冠心病。另外要限制动物的内脏、脑等食物的摄入。

3. 增加膳食中纤维素的含量

由于纤维不能被人类胃肠道的酶所消化，不提供热量，再加上纤维有保留水份的作用，使纤维在胃肠道中所占体积增加，热量密度相对减低，总热量因而减少。纤维素尚能使胃排空时间延长，小肠蠕动增加，使食物在小肠中停留时间缩短，从而使能量吸收减少。由于有些水溶性纤维素和木质素能与胆固醇结合，能使胆固醇的排出增加。纤维素还能与胆汁盐结合，一方面使脂肪和胆固醇吸收减少，另一方面使胆汁盐的肠肝循环减弱，使体内由胆固醇合成胆汁的活动加强，血脂及血清胆固醇水平因而降低。

4. 控制膳食中能引起血压升高的物质

高血压是冠心病的重要危险因素。因此，控制膳食中高血压发病的危险因素，实际上就是预防冠心病。研究证明钠摄入量与血压升高呈正相关，即盐吃得越多，高血压越明显，而钾与血压升高呈负相关；研究还指出缺钙可以加重高钠引起的血压升高。钾的主要来源是新鲜蔬菜、水果；钙的主要来源是豆类、动物性食物及牛奶。因此，冠心病人饮食宜清淡，改变嗜咸的饮食习惯，盐的入量每人每天以不超过 5 克为宜。提倡多吃新鲜蔬菜水果，以提高膳食中钾、钙及纤维素的含量。

5. 禁烟、少酒

冠心病患者应当戒烟，减少饮酒量，当合并高脂血症时，应避免饮酒。烟草中含有多种有害成分。酒精对人体十分有害，不但损害肝脏等器官，还能产生多的热能，促进新陈代谢，增加心脏消耗氧量，导致心脏负荷过重，诱发心律失常，加重冠心病。

6. 忌喝浓茶、浓咖啡

茶和咖啡均含咖啡因较多，可兴奋大脑，影响睡眠，对冠心病的康复和预防均不利。

二、冠心病患者的起居注意事项

气候的寒暑晴雨变化对冠心病的发病亦有明显影响，《诸病源候论·心痛病诸候》记载："心痛者，风凉邪气乘于心也"，故本病慎起居，适寒温，居处必须保持安静、通风。发作期患者应立即卧床休息，缓解期要注意适当休息，坚持力所能及的活动，做到动中有静，保证充足的睡眠。发病时医护人员还应加强巡视，观察舌脉、体温、呼吸、血压及精神情志变化，做好各种抢救设备及药物准备，必要时给予吸氧、心电监护及保持静脉通道。

冠心病患者应保持精神乐观，情绪稳定，坚持治疗，坚定信心。应避免惊恐刺激及忧思恼怒等。情志异常可导致脏腑失调，气血紊乱，尤其与心病关系较为密切。《灵枢·口问》云："悲哀愁忧则心动"，后世进而认为"七情之由作心痛"，故防治本病必须高度重视精神调摄，避免过于激动或喜怒忧思无度，保持心情平静愉快。生活作息要有规律。轻证可从事适当体力活动，以不觉劳累、不加重症状为度，避免剧烈活动。重症患者应卧床休息，还应及早发现变证、坏病先兆症状，做好急救准备。

参考文献：

1. 王吉耀主编．内科学（第二版）［M］，北京：人民卫生出版社，2011.

2. 王怀经，等主编．局部解剖学（第二版）［M］，北京：人民卫生出版社，2011.

3. 中华人民共和国卫生部，编著．冠状动脉粥样硬化性心脏病诊断标准（WS319－2010）［GB］，北京：中国标准出版社，2010.

（吴彬才　杨　柳）

中 编

当代中医名家
论治冠心病概述

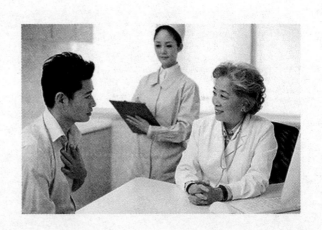

第一节 蒲辅周论治经验[1]

蒲辅周老师是我国近代著名中医大家。从医七十载，学验俱丰，治疗疑难杂证，发则多中。现就中国中医研究院主编的《蒲辅周医案》中记载其治疗冠心病心绞痛的验案作分析如下：

1. 立足心气以调营卫

蒲老认为冠心病心绞痛的病位在心，其病机的重要方面是"心气不足，营卫失调"，对其治疗十分推崇"损其心者，调其营卫"之旨。盖营卫为心所主，心气充沛，心血亦旺，气血运行调畅、营卫自然调和，则心得所养；若心气不足，心血无以生，血行必郁滞，以致心不能主营卫，营卫失调，心失濡养，则心病作矣！故蒲老治疗冠心病心绞痛，脉为沉弱濡缓或细涩者，特别重视通补心气，调和营卫。

2. 本虚标实治重通补

蒲老认为冠心病的病理基础是本虚标实，对其治疗十分注重"通"、"补"法则的应用。倡用"以补为主、以通为用"。补法主要用补心气，调营卫；通法常用活血化痰，通阳宣闭，调畅气机。通常采用通补兼行，标本同治为原则，有时即使因病急先权宜治标，但病缓后仍遵循通补兼行这个法则。蒲老强调用药贵乎轻灵，认为"轻可去实"，掌握润而不燥，活而不破，滋而不腻。以求"通而不伤正，补而不碍邪"。

蒲老创制的两和散：

【方药】人参 丹参 鸡血藤 琥珀 石菖蒲 炒没药 香附 远志 茯神 血竭 藏红花等组成

【功效】益气活血，通痹化痰。

蒲老指出，此方以人参为主药，因其擅补心气和胸中大气。心气充沛，大气充旺，则气滞者行，血瘀者通，痰浊自化，"大气一转，其结乃散"；鸡血藤养血活血，功胜桃仁；石菖蒲茎细味香，具有良好的"止痛、运中、强心"作用，用于气滞者。蒲老喜用法半夏、桂枝、石菖蒲、枳实等苦辛通降，化痰行滞；对偏于血瘀者，蒲老逐瘀不用猛剂，喜用琥珀、血竭、丹参、川芎等活血通痹。

第二节　任应秋论治经验[2]

任老在临床上常用"益气扶阳，养血和营，宣痹涤饮，通窍宁神"十六字诀来概括对冠心病的治疗大法。其具体辨治如下：

1. 心气不足证

【证候】心痛，胸闷，气短。兼见乏力，易倦，心悸，自汗，食欲不振，脉沉细，舌淡，苔薄。该证心痛虽不剧烈，但悠悠戚戚，发作频繁，并易于感冒。

【治法】益气宣痹。

【方药】黄芪18克　党参15克　桂心　白芍　炙甘草各9克　生姜6克　薤白川芎各9克　三七粉（冲粉）1克　大枣9克

该方由黄芪桂枝五物汤加味而成。本为治血痹之方，任老主要用黄芪以益气，桂、芍以和营，佐姜、枣以宣发其气，达到气充血不滞而痹以除的目的。再加党参助黄芪以益气，加川芎、三七助桂、芍以通营，加薤白助姜、枣以宣痹。

2. 阳虚寒厥证

【证候】心痛，短气，汗出肢冷，面色苍白，甚至昏厥，舌淡苔白、脉沉细，或虚数无力，或结代。

【治法】扶阳救厥。

【方药】乌头赤石脂丸加减。制川乌9克　川椒3克（炒去油）　干姜9克　制附片15克　生龙骨（先煎）12克　制乳香　制没药各3克　五灵脂9克

此型为心阳衰竭，不能内煦于脏，则心作剧痛；不能温及四肢，则汗出肢冷；不能上行供养于脑，则面色白而昏厥；不能鼓动血行，则脉见沉细、结代或虚数无力。方中姜、附以扶阳，川乌、川椒以散寒救厥，配乳香、没药、五灵脂以通营止痛，加生龙骨（先煎）者，加强其固脱、安神作用。如已进入昏厥，当急送苏合香丸，以回阳苏厥；可配苏合香1.5克，细辛3克，丁香6克，冰片0.3克，白檀香9克，荜茇3克，白人参15克。煎成药液，趁热急饲。

如汗出不止，四肢厥冷，脉息微弱至极，宜防其虚脱，急用参附龙牡汤合生脉散：白人参、制附片、龙骨（先煎）、牡蛎（先煎）各15克，麦冬6克，五味子9克。

3. 营阴失养证

【主证】心痛，胸闷，心悸，四肢麻，烦躁，口干，舌质红，脉细数。

【治法】养营通络。

【方药】桂心　当归　白芍各9克　沙参15克　生地黄12克　地龙6克　丹参18克　郁金9克　鸡血藤30克　炙甘草15克

此方由人参养营汤去黄芪、白术、茯苓，加地龙、丹参、郁金、鸡血藤通络。

有心动过速或心房颤动等，则宜用养血安神法。药用：炒酸枣仁9克，茯神、炒知母各12克，川芎6克，炙甘草15克，柏子仁9克，龙骨（先煎）、牡蛎（先煎）各15克，炙远志9克。该方由酸枣仁汤加味而成。原方具有益阴、除烦之功，再加柏子仁、龙骨（先煎）、牡蛎（先煎）、炙远志，旨在倍其养心安神之力。

4. 阴虚阳亢证

【主证】心痛，胸闷，烦躁不安，易于激动，头痛，头晕，肢麻，面赤，烦热，口干，舌质红或紫暗，苔薄黄，脉多细弦有力。

【治法】益阴制阳。

【方药】炒知母12克　生地黄　玉竹各18克　泽泻　茯苓各9克　牡丹皮12克　苦丁茶　降香9克　丹参18克　槐花9克

此方由知柏地黄汤化裁而成。地黄、玉竹、知母以益阴之虚；牡丹皮、苦丁茶、槐花以制阳之亢；茯苓、泽泻以导心阳下行而归于肾；复用降香、丹参以辅益阴之品，通营活络，恢复其制阳安神的功用。

5. 气滞血瘀证

【主证】心刺痛，胸满，气短，烦躁不安，舌质紫暗，脉弦。

【治法】行气化瘀。

【方药】延胡索　川楝子各9克　丹参18克　檀香9克　砂仁4.5克　制香附9克　川郁金12克　荜茇10克　五灵脂9克　三七粉1.2克

本方由金铃子散合丹参饮加味而成，加香附、荜茇配金铃子散以行气导滞，加五灵脂、三七粉、郁金配丹参饮以活血化瘀。滞行瘀消，诸症自当缓解。

6. 痰饮阻塞证

【主证】心痛、气短、胸部憋闷、痞塞不舒、咳嗽吐痰、甚或喘息、痰声漉漉、舌苔厚腻、脉沉滑有力。

【治法】导滞祛痰。

【方药】全瓜蒌15克　薤白　法半夏　化橘红　天南星各9克　茯苓12克　生姜　川芎各9克　桂枝6克　苍术9克

此为瓜蒌薤白半夏汤、苓桂术甘汤、二陈汤等的复方。瓜蒌薤白半夏汤伍以川芎，意在通阳宣痹，以顾护心脏的功能；二陈汤以健胃去痰；苓桂术甘汤以温肾祛饮。

第三节　沈绍功论治经验[3]

沈绍功先生认为，冠心病的发生主要与痰浊的关系十分密切。痰之所生，首先是饮食因素，其饮食失常，常常损伤脾胃而生痰，古人认为胸痹（冠心病）多因"聚津生痰"，"痰浊阻其间"而致。其次是体质因素，长期劳逸失度，血液往往处于"粘、浓、凝、聚"状态而形成痰浊体质。有资料表明，劳动锻炼程度同冠心病的发病呈反比关系。痰浊体质一般均为体重超标，而肥胖正是冠心病的危险因子。第三是心理因素，七情过极可致痰浊内生，此类患者常常急躁好动、喜怒无常（A型性格），其罹患冠心病的机率较之常人可增加2倍以上。第四是季节因素，多湿、多雨、多寒季节和地理环境均可致痰湿内生，冠心病的发病高峰出现在7、8、9月份和阴雨天气。冠心病是由于血清甘油三酯、低密度脂蛋白和胆固醇增高，高密度脂蛋白降低，脂质沉积于血管壁内膜下，使内皮细胞损伤，内膜增厚、硬化，血管口径变窄而致，其中医辨证属痰浊内蕴之冠心病患者正具有这种病理改变。

1. 痰浊闭阻

【证候】胸闷胀满，或胸部闷痛，头重肢困，口粘纳呆，形胖痰多，唇甲青紫，苔腻脉滑，或单见舌苔腻，脉弦滑。

【治法】祛痰化瘀、行气止痛。

【方药】温胆汤合桃红四物汤加减。全瓜蒌30克　薤白10克　竹茹10克　枳壳10克　茯苓10克　陈皮10克　石菖蒲10克　郁金10克　川芎10克　丹参30克　车前草30克　草决明30克　赤芍10克　红花10克

沈绍功先生在临证中常选如下药组：宽胸理气用全瓜蒌、薤白；豁痰用石菖蒲、郁金；消导用鸡内金、生山楂；透窍用桔梗、蝉蜕；分利用车前草、石韦；痰热苔黄用黄连、天竺黄、浙贝母；寒痰苔白用杏仁、法半夏、生姜；消有形痰用苏子、莱菔子、葶苈子；祛无形痰用茯苓、陈皮、炒苍术、生薏苡仁；心血瘀阻用泽兰、苏木、丹参、水蛭；寒凝气滞用蛇床子、炮姜、桂枝尖、乌药。

对痰瘀内结者，沈绍功先生亦提出相应治法，（1）祛痰浊、除苔腻序贯四法：第一步用竹茹、天竺黄、竹沥水；第二步用茵陈蒿（后下）、泽泻；第三步用海藻、昆布；第四步用生龙骨（先煎）、生牡蛎（先煎）、海蛤壳。（2）化瘀通络四步：第一步用川芎、丹参、丹皮；第二步用赤芍、红花、桃仁；第三步用三七粉、泽兰、苏木；第四步用地龙、水蛭。

2. 气虚痰阻

【证候】胸憋气短，胸痛隐隐，心悸乏力，眩晕肢软，纳谷不馨，舌质淡暗苔薄腻，脉沉细。

【治法】补气祛痰。

【方药】香砂六君子汤合瓜蒌薤白白酒汤。生黄芪 15 克　炒白术 10 克　茯苓 10 克　陈皮 10 克　木香 10 克　石菖蒲 10 克　郁金 10 克　丹参 30 克　焦三仙 30 克　莱菔子 10 克　全瓜蒌 30 克　薤白 10 克

若心气亏虚，血糖不高者可用党参、西洋参、人参（另煎兑服），血糖高者用太子参、仙鹤草、扁豆衣；心阴不足者加银柴胡、知母、黄精；心阳不振者加鹿角霜、淫羊藿、桂枝；胸痛者加三七、琥珀、乳香、没药、乌药、血竭、蚕砂；胸憋者加葛根、野菊、苏木、丹参；心悸者加党参、丹参、苦参；浮肿者加泽兰、车前草、泽泻、桑白皮、生薏苡仁；痰盛者加莱菔子、天竺黄、竹茹、浙贝母；纳呆者加焦三仙、生鸡内金、木香、砂仁；失眠者加酸枣仁、夜交藤、生龙骨（先煎）、知母、黄连、肉桂；舌紫者加赤芍、水蛭、红花、苏木、鸡血藤；苔腻者加茵陈蒿、泽泻、草决明、生山楂、法半夏、苍术。

3. 肾虚痰阻

【证候】胸闷隐痛，腰膝酸软，心悸神疲，眩晕形寒，舌质淡胖，苔薄白，脉沉细。

【治法】补肾祛痰。

【方药】杞菊地黄汤加减。枸杞 10 克　野菊 10 克　生地 10 克　黄精 10 克　灵芝菌 10 克　蛇床子 10 克　生杜仲 10 克　槲寄生 10 克　石菖蒲 10 克　郁金 10 克　全瓜蒌 30 克　薤白 10 克　桂枝 10 克　丹参 30 克

稳定期予西洋参、三七、生黄芪、茯苓、水蛭、瓜蒌、石菖蒲、郁金、浙贝母、黄连、肉桂、川芎、石韦、草决明、葛根为丸以巩固疗效。

第四节　董建华论治经验[4]

董建华教授治疗冠心病心绞痛，不囿于辨证分型的框架，而是细审明察，运用中医的思维方法，深入分析其病因病机，辨证立法，因人施药，因此，能切中病机，较快缓解心绞痛。现将其临证经验，整理归纳如下。

1. 析病机，疏调气机，化瘀通脉

胸背疼痛或满闷，是冠心病心绞痛的主要症状，其病因病机或寒凝胸中，胸阳

失展；或忧思恼怒，气机郁滞；或饮食失节，聚湿生痰；或心脾两虚，心失所养；或肝肾亏虚，心脉失养。但气滞血瘀、不通则痛却是共性的。董老治疗冠心病心绞痛，可一法独进，也可数法并用，但疏调气机，化瘀通脉则为基本治则，寓于各法之中，或通阳，或益气，或豁痰，或滋阴，或清火。行气药常以旋覆花、广郁金配伍，旋覆花苦降辛散，温以宣通，广郁金苦寒泄降，行血中之气。两药合用，行气散郁，寒热相宜；活血药多以三七、丹参合用。丹参微寒凉血，祛瘀生新，三七甘缓温通，散瘀活血，二药合用，活血通脉，阴虚、阳虚均可应用。临证偏于阳虚可伍用薤白、桂枝、降香、川芎等温性理气活血药；偏于阴虚可伍用赤芍、枳壳、金铃子、延胡索等凉性、平性理气活血药。

2. 顺生理，温通心阳，化痰散结

胸为清旷之地，宗气之源，血脉赖阳气鼓动，运行不息。胸阳之气，温则通，寒则凝，而痰为阴邪，其性粘滞，胸阳不振，则阴邪上乘，脉道阻遏，酿成是证。董老认为，冠心病心绞痛，心阳不振是常变；阴虚火旺是阶段性变化。因此，治疗宗旨要以温通为主，顺乎生理，使气血通畅，阳通营和，心绞痛才能得以缓解。常用药物：薤白、瓜蒌、桂枝。

3. 审标本，补养心气，通补兼施

冠心病心绞痛虽然以疼痛为主证，气滞、血瘀、痰结普遍存在；但本病均以年老体弱者多，因其脏腑功能失调，且经年累月，心气最先受累，心气不足，运化无力，血脉滞涩，以至瘀血、痰浊阻遏，心气不足虽是本源，易受掩盖。因此，临证董老注重补养心气，通补兼施。补亦有节，不以碍邪，通亦有度，不以伤正。标实明显者，可先通后补，疼痛缓解后，多通补兼施。常用药物：人参、黄芪、党参、丹参、三七粉、广郁金、旋覆花、檀香。

4. 善应变，滋阴清火，佐以通脉

冠心病以心阳不振最为常见，但也有的患者由于忧思恼怒，暗耗心阴，虚火内炽，营阴涸涩，心脉不畅，心前区刺痛。由于阴不敛阳，心神不宁，而出现心烦不寐，面红升火之象。此时，董老则予滋阴清火，巧配温通。使滋阴而不寒凝，温通而不助火，对于痰热阻络，肝火偏亢之证，亦在清热化痰，滋阴潜阳的同时，佐以温通之品，心绞痛才能尽快缓解。常用药：生地、天花粉、玄参、丹参、三七、广郁金、酸枣仁、檀香、赤芍等。

第五节　赵锡武论治经验[5]

赵锡武先生历来主张：病有其固有之个性，确切不移，因之而有一定的病因、一定的治法。故此，冠心病当从胸痹心痛治，不当从胸痛瘀血治。从历代医家有关论述及临床所见来看，胸痹心痛是因为胸中阳微，心血不足，再加上寒冷、饱餐、情志等诱因造成脉络闭塞，产生卒然而痛等症状。因此，冠心病是一种因虚致实、本虚标实的病症，治疗时必须根据其本质仔细辨别孰虚孰实，然后确定攻补大法，或以补为通，或以通为补，或通补兼施，务必做到补而不使其壅，通而不伤其正。

1. 宣阳通痹

宣阳通痹是针对冠心病"阳微阴弦"基本病机而设的治疗大法。阳微则失运，失运则血痹，血痹则脉络不通，脉络不通则阳气更微，互为因果，病情日趋痼结而难已。故通阳可以宣痹，宣痹亦可通阳，阳和宣布则阴血之痹自可逐渐消散。赵锡武先生每以瓜蒌薤白半夏汤为主方。若阳虚肢冷，加桂枝以振奋心阳；胸闷胁胀，加枳实以宣通化浊；胸痹心痛，时缓时急者，宜合制附子（先煎）薏苡散加减。此系冠心病正治之法，一般情况下应坚持以此方化裁，并守方以俟阳气逐渐充盛，阴霾自可渐消。若伴有失眠，可合以酸枣仁汤；兼有脏躁及百合病者，酌加百合知母、百合地黄等药，亦可据其病情选加法半夏厚朴汤、甘麦大枣汤等方。

2. 心胃同治

心胃同治是赵锡武先生几十年不断实践，从临床摸索并总结出来的一种冠心病治法。其理论依据在于：胃主纳，为阳中之阳；脾主运，行胃之津液，气血由此化生，胸中阳气赖以温煦滋养。虚里为胃之大络。出于左乳之下，其动应衣，可候宗气之虚实；宗气积于胸中，贯之于心肺，脉为之动而循环不已。若是胃中虚冷，谷不得消，诸气由是匮乏，心胸阳气遏振。反之，心阳不振，血不足以养胃，脾胃安得消谷运化。故胃强则心亦强，胃弱则心亦弱，此必然之理也。证之临床，心绞痛患者每可伴有恶心呕吐、上腹部饱胀等消化道症状；有些不典型病例在心绞痛发作时，亦往往可以只出现消化道症状，而无典型的心绞痛发作症状。此外，饱餐或过食厚味，亦可诱发心绞痛，这也是脾胃受损，浊气阻于胃之大络，血流失畅所致。赵锡武先生主张，心绞痛患者以胸脘气塞、闷胀嗳气为主而无明显虚象者，当以主方合橘枳姜汤加减；偏重于中虚气馁者，宜以人参汤合桂枝生姜枳实汤化裁；食后腹胀满闷或进食后诱发心绞痛者，宜厚姜半甘参汤加减。

3. 补气养血

补气养血法是赵锡武先生主治冠心病时经常使用而又有其独到经验与见解的一种治法。赵锡武先生认为气以行血，血以载气，气中有血，血中有气，故特别强调补气即可以养血，养血亦可以益气，补气与养血密不可分。仲景的炙甘草汤、东垣的当归补血汤，便可以发现先哲们以气、血、阴、阳之药错合组方的苦心及其寓意之所在。在心绞痛急性发作时，往往表现为本虚标实，补气养血通常作为辅佐之法运用（出现虚脱症状者除外）；待其病情稳定之后，补气养血则应作为主治之法重用。赵锡武先生对当归补血汤颇为推崇，赞赏其方虽仅两味中药，却有气血双补之能；且当归于补血的同时兼有活血之效，黄芪于益气的同时还可固脱，大有益于冠心病者的康复治疗。此外，赵锡武先生认为炙甘草汤和当归芍药散、生脉散等，对心律失常的纠正疗效显著。一般说来，有胸痹心悸症状者均应在主方基础上加减：如心悸而脉数者，合生脉散加酸枣仁、生龙牡；若心动悸、脉结代者，增投炙甘草汤；脉间歇，怔忡而闷痛，或足跗浮肿者，宜于主方中加当归芍药散治之。

4. 扶阳抑阴

"阳微阴弦"是胸痹心痛患者的基本病机，心阳之虚，往往可累及其他诸脏，导致阳气更趋式微；阳消则阴长，寒凝、饮聚、血瘀，交相痼结，造成阳气消耗而加重病情。故而扶阳抑阴法是冠心病专病专治的具体应用。心阳虚而涉及他脏，或因他脏之阳损而累及心阳，则必须以扶阳抑阴之法振奋阳气，阳长则阴消；如果阴邪凝聚而阳气离散，则必须回用救逆，或于扶阳之同时分消其阴邪。因此，阳微阴结之甚而出现心痛彻背、背痛彻心，形寒畏冷等症状，可以乌头赤石脂丸以扶阳蠲阴。若胸痹心痛伴以四肢厥逆，脉微下利，可增投四逆汤；心下满闷，腹胀便溏，加服制附子（先煎）理中汤。肾阳虚衰，背寒肢冷，脉迟或脉微无力者，主方加淫羊藿、仙茅、细辛、桂枝等，或合以麻黄附子细辛汤；若兼见下肢浮肿，小便不利，以主方与真武汤合治之。

5. 温通行水

温通行水法是赵锡武先生针对胸痹心痛伴现浮肿症状（冠心病心功能不全）而设立的一种治法。浮肿之治法不外"开鬼门"、"洁净府"及"去宛陈莝"三法，通常将其归诸于攻法范畴。赵锡武先生认为，就心病浮肿而言，发表泄利诸法固然可以去水消肿，但往往肿消而复作、水退而却起，反复难已。冠心病之浮肿，是由心功能不全而引发，多由心气、心阳之虚匮乏力而导致血行失常。气血壅淤而造成络脉、孙络的渗泄，"津液充廓"而来。因此，必须以温阳强心通利之法治其根本。故心病水肿，当以温阳强心为主，活血行水之法为辅，才能巩固疗效，避免反复。

赵锡武先生临症每以真武汤为基本方化裁，取其温通之力助心阳以强心利水；胸痹心痛，或心悸、脉结代者，以主方酌加活血之品；有肺瘀血或肝大充血之征者，加参苏散（人参、苏木）。赵锡武先生对仲景当归芍药散颇为推崇，认为该方不仅具有益气活血、化湿行水之功，还兼有缓急止痛之力，其与真武汤合用，更适合于冠心病心功能不全的治疗。

6. 补肾养筋

《素问·上古天真论》谓"肾者主水，受五脏六腑之精而藏之"，是以肾与五脏相互为用；"五脏盛，乃能泻"，既言各脏"形归气，气归精"之藏精于肾，"气伤精，精化为气"是为谓还精于诸脏的"精归化"。诸脏之所以能维持正常功能而不衰者，皆赖肾之还精。老年患者常肾不能还精于心，即显心功能衰竭之症；肾不能还精于肝，遂有筋膜焦瘀、脉管硬化之疾；肾不能还精于肺，则有短气、上气喘急、卫外不固诸症，等等。肾之精、肝之血，素有"乙癸同源"之称，故补肾养筋法之所以为治疗胸痹之一大法者，正是基于上述认识而由赵锡武先生从临床实践中加以总结所形成的。

胸痹心痛患者，若见胸闷心悸，眩晕耳鸣，腰腿酸软，面色黯晦，虚烦少寐，脉沉或迟，两尺无力等症而偏于阴虚者，宜瓜蒌薤白主方合杞菊地黄丸久服建功，大便干结加草决明、槐角或脾约麻仁丸；症见畏冷形寒，四肢欠温，脉微而迟之偏于阳虚者，宜以主方合桂附八味久服，甚者合右归丸，或酌加鹿角胶、淫羊藿、仙茅、巴戟天、细辛等。若兼见心动悸、脉结代者，合用炙甘草汤；阴虚阳浮合天麻钩藤饮；阳动化风加生牡蛎（先煎）、生龙骨（先煎）、代赭石、白芍、野菊花等。

第六节　邓铁涛论治经验[6]

邓铁涛教授认为，冠心病为本虚标实之证，正虚（心气虚和心阴虚）是本病的内因，痰与瘀是本病继发因素。气虚、阴虚、痰浊、血瘀构成了冠心病病机的四个主要环节。一般冠心病以气虚（阳虚）而兼痰浊者为多见。当疾病到了中后期，或心肌梗死的患者，则以心阳（阴）虚兼血瘀或兼痰瘀为多见。在本病的治疗上，邓老强调以心脾相关理论作指导，临床上运用调脾护心、补气除痰法治疗冠心病。

1. 心脾相关，痰瘀相关

人体以五脏为核心，每一种疾病都是五脏相关的局部体现。同样，冠心病的病位在心，病变为心脏、血脉，气血阴阳失调，痰瘀痹阻，而与其他四脏生理病理及病证的密切相关。其中，脾胃与冠心病的发病、病证及治疗尤其相关。邓老指出，冠心病从脾胃论治的病因病机主要体现于心脾相关、痰瘀相关。

1.1 卫气血运行失和

气血的正常运行有赖于诸脏腑间相互协调的作用，脾胃作为后天之本，气血生化之源，其功能的失调可对气血运行造成直接影响。心主血脉，血行脉中，虽由心气推动，但究其动力则在于宗气所为。"荣气不能自动，心藉宗气之力以运之。"宗气的充沛则赖于脾胃的功能正常。《灵枢·邪客》曰："五谷入于胃也，其糟粕、津液、宗气分为三隧，故宗气积于胸中，出于喉咙，以贯心脉而行呼吸焉。"李东垣说："夫饮食入胃，阳气上行，津液与气，入于心，贯于肺，充实皮毛，散于百脉。"这不但说明了宗气具有"贯心脉"推动血液循环的重要功能，还明确指出了宗气与中焦脾胃的密切关系。若脾胃失调，运化无权，则宗气匮乏，推动无力，轻则血运不畅，重则"宗气不下，脉中之血，凝而留止。"心脉滞涩不通，则胸闷、胸痛、憋气等症随之而起。心血的充盈是维持正常血液循环的基础，但心血却又靠脾胃的供给。《灵枢·决气》云："中焦受气取汁，变化而赤是谓血。"《明医指掌》曰："血者，水谷之精也，生化于脾，总统于心。"唐容川说："食气入胃，脾经化汁上奉心火，心火得之，变化而赤，是之谓血。"正常情况下，胃约脾运，心血充盈，在宗气的推动下运行全身，若脾胃功能失职，化源不足，血不养心，必致心脉不利，从而出现惊悸、怔忡以致胸痹、心痛等病证。

1.2 痰瘀相关

饮食失调导致脾胃损伤，是胸痹发生的关键因素，这一点在当今社会尤为突出。随着生活水平的提高，人们的膳食结构发生了很大的变化，膏粱厚味在食品中的比重不断增加，过嗜茶酒，肥甘无度之人随处可见。但是膏粱之品，消化不易；肥甘之物，助湿生痰；过嗜茶酒，则水湿停蕴。随着冰箱冰柜的普及，各种冷饮凉食，已成为人们日常生活中不可或缺之品，然生冷寒凉之物，刺激肠胃，困遏脾阳，过嗜之极易导致中土失健，脾阳不运。随着社会的变革，人们的生活节律加快，饮食失节，饥饱无常之人增多。然而"脾立信"，"食贵有节"，有节制、节律地进食，能使脾胃保持"更虚更实"的生理状态，饮食自倍或过度饥饿及餐次餐时无规律，都能损伤脾胃，使运化失司。脾胃损伤，一方面使气血津液生化乏源，中气衰弱则心气亦因之不足，心气不足则无力推动血运，致脉道迟滞不畅，气虚不能自护则心悸动而不宁。气虚日久，可致心阳虚弱，阳虚则寒邪易乘；津血不足则不能上奉心脉，使心血虚少，久则脉络瘀阻。另一方面，脾主运化，脾胃损伤则运化迟滞，脾蕴生湿，湿浊弥漫，上蒙胸阳致胸阳不展，胸闷、气短乃作，湿浊凝聚为痰，痰浊上犯，阻滞胸阳，闭涩心脉则胸痹疼痛乃生。胸痹之形成：首先因于脾胃之损伤，气血生化不足；其次乃因湿邪痰浊内蕴，复因心脏正虚不能自护而上犯于心。正如喻嘉言所说："胸中阳气，如离照当空，旷然无外，设地气一上，则窒塞有加，故知胸痹者，阳气不用，阴气上逆候也。"胸痹之病，纯属正虚者病较轻，湿邪蒙蔽者次之，痰浊痹阻者为重，痰瘀合邪者最危。胸痹之病，正虚为本，邪实为标。正虚责之于脾胃、气血，邪实责之于湿邪痰浊。瘀血内停并非胸痹之兆端，瘀血本不自生，乃因于正虚邪犯，然后成瘀。治胸痹，化瘀固然需要，但更重要的是治病求本，防微杜渐。治瘀血形成之因，则应化湿祛痰，治痰湿形成之因，则应调理脾胃。

邓老认为，心阴心阳亏损内虚是冠心病的内因，故其为本，痰与瘀构成冠心病的继续发展，是以为标。痰与瘀在辨证上属实，故冠心病是标实而本虚之证。如尤在泾《金匮要略心典》云："阳痹之处，必有痰浊阻其间耳"。痰瘀相关是冠心病的重要病因病机及辨证分型的依据。在《内经》中已将痰饮列为胸痹心痛的病因。如《素问·至真要大论篇》云："民病饮积，心痛。"《金匮要略》不仅把本证的病因病机归纳为"阳微阴弦"，而且在治疗上根据不同证候，创立了瓜蒌薤白半夏汤、瓜蒌薤白白酒汤等方剂，观其方多以化痰通阳宣痹为法而制，此为临床从痰瘀论治冠心病奠定了基础。

1.3 脏腑功能失常

脾胃为气机升降的枢纽，脾脏清阳之气主升，脾气一升，则肝气随之而升发，肾水随之气化，脾气升而水谷精微转于肺脏而敷布周身；胃的浊阴之气主降，胃气降则糟粕得以下行，胃气降则肺气可以随之肃降，心火随之下潜，心肾得以相交。脾胃居于中央以运四旁。脾胃与心脏密切相关，脾胃经脉和心脏直接相联系，经脉上通于心。脾之支脉注心中，胃之大络出于左乳下，足阳明之正上通于心，足太阴之筋散于胸中，手太阳小肠经络抵胃属小肠，经络的连属是脾胃与心息息相关的基础。在此基础上脾胃转输水谷精微，化生气血，升清降浊，与心相联系。脾胃健，则心之气血充盛，心火下交，肾水上升，水火调顺。脾脏居于中央，其升降功能是人体气机活动的枢纽，如肝之升发，肺之肃降，心火之下降，肾水之上升，无不需要脾胃的配合。脾胃又为后天之本，其他脏腑的功能活动，有赖于脾胃化生的水谷精微的营养，因此，脾胃病变可影响其他脏腑而共同导致冠心病的发生。结合冠心病患者的临床特点，脾胃失调除直接影响心脏之外，多是涉及到肝、肾两脏。"木赖土而荣"，脾胃气机不利，可致肝之疏泄失职，加重影响气血紊乱，临床上多见于冠心病的早期；"土能制水"，肾精又靠后天之精的不断补充，故脾胃不健，运化无权，久之可波及到肾，不但加重了原来的病情，又可产生新的病变，临床上多见于冠心病的后期。总之，在脾胃失调的基础上继发的脏腑功能失常，更加重了整体气血阴阳的失衡，均可直接或间接地对冠心病造成影响。

2. 辨证以虚实为纲

邓老指出，辨胸痹应抓住虚、实两端。虚证应辨在气在血；实证当辨属湿属痰。气虚之证，多见胸痛隐隐，时作时止，体劳则易发，伴心悸、短气，动则喘息，倦怠乏力，纳差食少，面色萎黄，易汗出，脉沉细；气虚日久，伤及阳气则为阳虚，多兼见面白，畏寒肢冷，着衣向火则症减，食冷着凉则加重，甚则表现为感寒后猝然胸痛，脉见沉细微或迟涩；血虚之证，多见胸部隐隐而痛，夜间及劳心后易发，心悸怔忡，头晕目眩，多梦失眠，唇甲色淡，脉沉细涩滞或结代；若血虚日久，阴血俱伤则兼见心烦不宁，夜间烦热盗汗，口干咽燥，舌红脉细数；湿邪内蕴者，多见胸部痞闷而痛，阴雨天加重，伴脘痞纳呆，口黏恶心，头昏沉重，四肢困倦，便黏不爽，小便混浊，苔白腻脉濡缓；如湿蕴化热则为湿热内蕴，多兼有口苦而黏，口干不欲饮，小便黄，苔黄腻；痰浊阻痹者，多见胸部窒闷而痛，或胸痛彻背，背痛彻心，饱食或过食肥甘厚味后易发，兼见胸憋气闷，咳喘痰多，咯出不爽，脉多沉伏或弦滑；气虚血少、痰浊湿邪都可导致瘀血的产生，前者多为血行迟滞，淤而生瘀，后者多因痰浊湿邪阻滞脉道，闭而生瘀，无论何种机理，凡兼瘀血者，多兼见胸部刺痛，固定不移，舌黯滞或有瘀斑，舌下青筋显露，脉涩而不畅。综上所述，辨胸痹应明辨疼痛的程度、性质、诱因及兼症。一般来说，虚证胸痹，疼痛程度较轻，性质多为隐痛。劳累（体劳及劳心）后易发，休息后可以缓解，患者自身容易控制，并兼见诸般不足之象。实证胸痹，疼痛程度较重，性质多为闷痛、窒痛、刺痛、绞痛，阴雨天、饱食及感寒后易发，其发作不易控制，休息后不能立即缓解，多兼见各种邪实之症。

3. 调脾护心益气除痰

邓老对数百例冠心病病人作调查发现，大多数患者都有心悸气短、胸闷、善太息、精神差，舌质胖嫩、舌边见齿印。脉弱或虚大等气虚的证候；或同时兼有舌苔浊腻，脉滑或弦及肢体困倦、胸闷痛或有压迫感等痰浊的外候。故此，邓老认为广东人体质较之北方人略有不同；岭南土卑地薄，气候潮湿，冠心病人以气虚痰浊型多见。患者多因恣食膏粱厚味，劳逸不当，忧思伤脾，使正气虚耗，或年老体衰，脏气亏虚，致脾胃运化失司，聚湿成痰，形成气虚痰浊，可见"心痛者，脉不通"，不单是血瘀为患，而痰浊闭塞，也是其主要的病理机制。故此，邓老提出"痰瘀相关"论，认为痰是瘀的初期阶段，瘀是痰的进一步发展。此外，邓老还认为气滞可导致血瘀，虚亦可致瘀。治瘀可通过益气行血之法加以解决，寓通瘀于补气之中。

冠心病的本虚：心虚为主，以全身之虚、五脏六腑功能不足和失调为背景。就心气虚而言，则与脾的关系甚大，心气虚，主要表现其主血脉的功能低下，而要提高其功能，则有赖于气与血对心的濡养。脾为后天之本、气血生化之源，脾主升运，能升腾清阳，从根本上起到益气养心之效，故邓老强调补益心气重在健脾。此外，脾胃健运，则湿不聚，痰难成，亦为除痰打下基础。祛痰法在治冠心病的过程中，是一种通法，是针对标实而设的，通过祛痰可以通阳，有利于心阳的恢复，这又有寓补于通之意。补法与通法是治疗冠心病不可分割的两大原则，临床使用先通后补，或先补后通，通多补少，或补多通少，或一通一补，通补兼施，均应根据冠心病的各个类型，视具体情况权衡而定。

治疗冠心病心绞痛属气虚痰浊者，邓老喜用温胆汤加味，药用：橘红6克，法半夏10克，茯苓12克，甘草5克，枳壳6克，竹茹10克，党参15克，丹参12克，豨莶草10克。方中党参补气扶正，丹参活血化瘀，温胆汤除痰利气，条达气机。邓老使用该方时，喜用橘红代陈皮以加强开胸之力；轻用竹茹，不在清热，意在除烦宁心，降逆消痞；用枳壳代枳实，意在宽中又防枳实破气伤正。因本病是标实本虚之证，只顾通阳，并非久宜，故加党参益气固本，标本同治，不但补益了心气，而且可使"气顺则一身津液亦随气而顺矣"。该方用党参一般不超过15～18克，多用反致补滞，不利于豁痰通瘀。脾气虚弱可合四君子汤，气虚明显加黄芪、五爪龙、或吉林参6克另炖，或嚼服人参5分；兼阴虚不足可合生脉散；如心痛明显，可合失笑散或三七末冲服；兼高血压加草决明、珍珠母，兼高脂血症加山楂、首乌、麦芽，兼肾阳虚加淫羊藿；兼血虚者加黄精、桑寄生、鸡血藤。

第七节　颜德馨论治经验[7]

颜德馨教授诊治冠心病擅从气血论治，遵循《金匮要略》"阳微阴弦，则胸痹而痛"、"今阳虚知在上焦，所以胸痹心痛者"之说，认为冠心病的基本病机为阳虚血瘀，故临证注重运用温阳活血法，并针对冠心病心绞痛、心律失常、心力衰竭等不同病机变化，配以适当药物论治，疗效显著。

1. 基本病机

1.1　阳虚为本

心居阳位，在五行属火，为阳中之太阳。《素问·生气通天论》谓："心者，生之本，神之变，为阳中之太阳，通于夏气。"心居上焦，属阳脏，而主阳气，阳气主动，故心脏能不息搏动。心主一身之血脉，藏神而主导全身，其生理功能正常与否，均与阳气盛衰相关。心的生理特点决定了心病的基本病机为上焦阳气虚弱，心阳不振，以致阴邪上乘，水饮、痰浊、瘀血互结。胸阳痹阻，阳气不通。颜老在诊治冠心病的临证中，特别强调"有一分阳气，便有一分生机"，凡诸多病因如禀赋虚弱、外感六淫、内伤劳累、七情失度、饮食失节、汗出太过、年老体弱等均可导致心阳受损，阴霾丛生，血脉不畅，瘀血内生，从而引发胸痹、心悸、心水等病证，故轻则用薤白、桂枝以通阳，甚则用制附子（先煎）、干姜温阳，临床多用四逆汤、附子汤、通脉四逆汤等化裁治疗冠心病，效果多显。

1.2 瘀血为标

《素问·痹论》谓："心痹者，脉不通。"心为阳脏主血脉，若心阳虚弱，推血无力，势必导致心血不畅，心脉瘀阻。冠心病临床所表现的胸闷心痛、心悸、舌紫、脉涩或结代，以及后期出现的喘促、水肿等，均为瘀血征象，故心阳虚、脉不通是冠心病的基本病机。颜老认为，瘀血既是冠心病发病的病理产物，又是其致病之邪，冠心病的瘀血表现特点每与阳虚证兼见，由于瘀血为患，既易寒化，又易热化，也易与痰饮、湿浊等有形之邪兼夹，故冠心病的病机演变多呈虚实相夹、寒热错杂、痰瘀互结、瘀水互蕴等。在冠心病的审机论治过程中，活血化瘀法始终贯穿其中，同时又不可专事活血解凝以取效于一时，必须以温运阳气为主，治其根本。临床多取血府逐瘀汤、瓜蒌薤白白酒汤合苓桂术甘汤、急救四逆汤同用，可收事半功倍之效。

2. 论治

2.1 治胸痹，兼顾气机升降

冠心病心绞痛可因病情轻重而表现各异，轻则胸窒憋闷，重则胸膺疼痛，甚则心痛彻背。颜老认为，当按胸痞、胸痹、真心痛分而论治。若胸满痞塞，闷及心背，此乃《金匮要略》所谓"胸痹，心下痞，留气结在胸"之证，系胸中阳气不舒，病机以阳虚气滞居多，其治在气；若胸心疼痛，固定不移，此乃瘀血阻于心络，阳虚血瘀为多，其治在血。

冠心病心绞痛每每胸闷胸痛兼见，故治疗用药必须兼顾气机升降，方可收"大气一转，其结乃散"之效，临床习在温阳活血法中加入枳壳汤。枳壳汤出自《苏沈良方》，取辛苦微温之桔梗开提气结，使当升者自升；以苦酸微寒之枳壳理气宽胸，使当降者得降，二药合用，则清气得以上升，浊气自然下降，气机通利，即无窒塞之患。若心痛彻背、背通彻心、畏寒肢冷、舌淡质紫、脉沉弱者，其病机则为阳虚阴凝，立法急宜离照当空，以除阴霾，取《伤寒论》附子汤化裁。方中制附子（先煎）主入手少阴心经，功能大补心阳，其性走而不守，善于祛除寒邪、疏通血气，用治胸痹者，有一举三得之妙；配以人参、白术、茯苓甘温益气；赤白芍和营活血。诸药配伍，共奏温阳散寒、益气活血之功。临床每加川芎、葛根等升发清气；降香、决明子等降泄浊气，使气机升降有序，清旷之区得以舒展。如心痛剧烈不止者，则辅以血竭粉、三七粉、人参粉等量和匀，每服1.5克，气血同治，多可收药到痛止之效。

2.2 治心悸，当佐通阳安神

冠心病心律失常以心惕不安，或心胸筑筑跳动而不能自主为主症，属"惊悸"、"怔忡"范畴。患者除有心悸症状外，多伴有胸闷胸痛、肢冷汗出等阳气不足之象，故病机多由心阳不畅或气血虚弱，以致血脉不和，心神失养。颜老对此习用桂枝甘草汤治之，认为《伤寒论》中凡治心悸、脉结代者，均用桂枝与甘草配对，如治"心下逆满，气上冲胸"的苓桂术甘汤、"其人脐下悸者"的苓桂甘枣汤、"气从少腹上冲心者"的桂枝加桂汤、"厥而心下悸"的茯苓甘草汤、"脉结代，心动悸"的炙甘草汤。桂枝辛温，主入心经，少用则通阳，多用则温阳，兼有活血定悸功效；配以炙甘草辛甘化阳，更有益于心阳的恢复。对脉迟、脉结等属阳虚夹瘀痰纠缠者，注重通阳祛邪之用，或配以麻黄附子细辛汤温阳通阳，或取瓜蒌薤白汤化痰通阳，或用血府逐瘀汤祛瘀通阳，以求通阳宁心之效；对脉代、脉微等属阳气衰微者，则合用通脉四逆汤以温阳通脉，此方为治疗少阴虚寒重证，故干姜较四逆汤增一倍，制附子（先煎）也选大者，温阳散寒通脉力宏；对脉促、脉数按之无力，或兼见沉细脉者，则按"实宜凉泄虚温补"之说，在温阳诸方中加入安神定悸之品；兼有神疲气短，心气不足者，则配以茯苓、茯神、酸枣仁、柏子仁等养心安神；兼有头晕头痛，肝阳上亢者，则佐以龙齿（先煎）、龙骨（先煎）、牡蛎（先煎）、琥珀等平肝安神，或配以珍珠粉0.3克、琥珀粉1克、生晒参粉2克和匀吞服，既可安神定悸，又能制约制附子（先煎）辛热上亢之弊，有一举两得之功。

2.3 治心水，必辅泻肺利水

冠心病发展至心力衰竭，出现呼吸困难、睡眠中憋醒、水肿等症状，与《金匮要略》中描述的"心水者，其身重且少气，不得卧，烦而躁，其人阴肿"极为相似。其病机为心阳虚衰，心虚不能运血，阳衰不能制水，以致血脉瘀滞，水饮内停，心动则五脏六腑皆摇。治疗急当温补阳气，促使气通血活为先务，颜老习用急救回阳汤出入，此方源自王清任《医林改错》一书，原书为吐泻转筋、身凉汗出之厥证而设。方用制附子（先煎）、干姜、甘草四逆汤以回阳救逆；辅以党参、白术益气，红花、桃仁活血，相辅相成，全方以求温阳益气、活血通脉之效。临床可辨证加入葶苈子与黄芪、泽兰与益母草等药对，泻肺而利水，有相得益彰之功。心肺同居上焦，心阳不足，血涩不畅，三焦气化通路受阻，势必导致肺主治节失效，气失宣肃，水津失布，甚则化血为水。水瘀互结，凌心射肺，而见咳喘、胸痹、心悸、气促、不能平卧等危象，故治心水证必先温阳活血，并辅以泻肺利水。葶苈子质轻味淡，上行入肺，既可泻肺气闭塞，又能宣肺布津消肿，与黄芪相配，攻补相兼，一升一降，升则补心气以扶正，降则泻肺气以消肿，用于心水证，有固本清源之效；泽兰气清味香，芳香悦脾以快气，气辛入肝以行血，兼能利水消肿；益母草性微寒而味辛苦，行血而不伤新血，养血而不滞瘀血，其性滑利，又擅长利水退肿，二药相配，相须而施，活血利水，用于"血不利则为水"之证。

第八节　陈汝兴论治经验[8]

陈教授认为冠心病的病机属于本虚标实，本虚主要指心、脾、肾阴阳气血的亏虚，标实主要指气滞、血瘀、痰浊、阴寒。标本又互相影响，互为因果。因此在辨证施治时必须全面审视标本的主次，才能取得良好的效果。

根据上述中医理论认为治疗冠心病的大法，主要是"调理气血、通痹补虚"，具体可概括为"四通"与"四补"。所谓"四通"即指"芳香温通、活血化瘀、宣痹通阳、豁痰通络"；所谓"四补"即指"补阴、补阳、补气、补血"。

1. 芳香温通法

芳香温通之法可达到"开结滞、行血脉"之功。常可用苏合香丸、麝香保心丸及宽胸丸等，绝大部分冠心病人服后顿感胸闷心痛缓解。此类药之芳香之品对末梢感受器有兴奋作用，从而反射性地引起冠状动脉扩张而使临床症状迅速缓解。

2. 活血化瘀法

冠心病患者大多由于心阳不振或心气不足而致心脉痹阻，气滞血瘀，临床上表现为胸闷、心痛、心律失常及舌质淡紫等，给予理气活血或益气活血后，常能使这些症状得以改善。常用桃红四物汤或血府逐瘀汤及补阳还五汤等方剂加减，临床常用药有丹参、川芎、赤芍、当归、红花、桃仁、郁金、香附等。

3. 宣痹通阳法

冠心病气滞血瘀是标，心阳不足是本。胸为阳气所居，如阳气虚衰，浊阴弥漫，阳虚阴盛则气郁不运，以致痰浊瘀血闭塞胸中形成胸闷心痛。因此对心阳不振患者采用宣痹通阳法往往能取得较好的疗效，常选用瓜蒌薤白半夏汤或枳实薤白桂枝汤加减等，常能收到满意的疗效。

4. 豁痰通络法

在临床上常有些冠心病患者平素喜食肥甘，或饮食过度，或嗜烟酒，以致损伤脾胃，酿湿成痰，久则痰浊上扰心胸，胸阳失展，痰气互结，阻于心脉，使脉络痹阻，发为心痛。临床可见胸脘痞闷，口干不欲饮，口淡无味，形体肥胖，血脂较高，舌胖苔浊腻，舌边瘀紫，脉弦滑或濡滑。对此类患者宜采用豁痰通络法，常选用二陈汤、温胆汤以及瓜蒌薤白半夏汤等以豁痰通络，可选用陈皮、法半夏、白术、茯苓、郁金、香附、栝蒌、八月札等豁痰理气解郁之药。

5. 补气法

适用于心痛并有气短乏力、懒言胸闷、舌质淡胖嫩或有齿印、脉濡或沉细、结代的冠心病患者。若属心气虚，则兼见心悸；若属肾气虚，则兼见头晕目眩、健忘、腰膝酸软、耳鸣等。心气虚可用炙甘草汤加减；肾气虚可选用肾气丸、右归饮等，常用黄芪、人参、刺五加之类。

6. 补血法

主要适用于心痛兼心动悸、头晕眼花、神疲乏力、面色少华、舌质淡、脉细。可用益气补血法，常选用黄芪当归补血汤、八珍汤加减，常用当归、首乌、白芍之类。

7. 补阴法

适用于心痛兼五心烦热、口干、盗汗、两颧潮红、舌质红少苔或无苔、脉细数或促的冠心病患者。若肝肾阴虚者，则兼见头晕、目眩、耳鸣、肢麻、腰膝酸软等，常用六味地黄汤等随证加减，常用药物有生地、山茱萸、元参、女贞子、枸杞子等。

8. 补阳法

适用于心痛并有精神倦怠、浮肿、自汗、面色苍白、四肢不温、怕冷、舌质淡或胖、脉沉细。若属心阳虚者，则兼见身寒肢冷、心悸；若系肾阳虚，除见身寒肢冷外，兼见夜尿频数；若系脾阳虚，则见食少、腹胀、便溏；当阳气虚脱时则兼见四肢厥冷、大汗淋漓。脉微欲绝、表情淡漠、面色苍白、舌质暗淡。当心肾阳虚时则宜温补心肾，选用桂枝人参汤合苓桂术甘汤或真武汤加减；当阳气虚脱时应回阳救逆、益气固脱，常选用四逆汤、参附汤或参附注射液静滴。

陈教授认为，在临床具体应用此八法时，或以治标为主，或以治本为主，或标本兼顾，须根据临床表现灵活应用，或一法独进，或二法、三法合用，而不能胶柱鼓瑟，只有这样才能药中肯綮，效果满意。

第九节 程丑夫论治经验[9]

1. 和解少阳 调理气机

冠心病属中医学"胸痹心痛"、"真心痛"等范畴。中医学认为本病病机在于本虚标实、虚实夹杂，虚、痰、瘀为其主要病因。程教授在多年临床实践基础上，认为本病与少阳枢机不利有关，而痰热是本病的主要病理因素，气阴不足是本病发生的内在因素，治疗当用和解少阳、清热化痰、益气养阴法。程教授认为，心血欲流畅无阻，须赖肝胆气机运转自如。若肝胆失疏，气机失常，则气血闭阻，心脉不畅，心体失养而致心绞痛发作。

程教授宗陈士铎《石室秘录》"诸痛治肝"、"心痛治肝"的观点，提出冠心病心绞痛可从肝论治，以调畅气机。他还认为，冠心病心绞痛呈发作性，证类少阳："心痛者，胸中痛，支满，胁下痛，膺背肩胛间痛，两臂内痛"（《素问·藏气法时论》），冠心病心绞痛发作部位多在前胸、两胁、心下、左臂等部位，而这些部位多为少阳经循行之处。因此，冠心病的发作与肝、少阳胆腑关系密切。

程教授认为冠心病之治疗宜采用和解少阳、疏通气机之法，方用小柴胡汤加减，常获良效。方中柴胡宣畅气血，主心腹肠胃中结气，行肝经逆积之气，是疏通胸中气血之主药，《雷公炮炙论》云："心痛欲死，速觅柴胡"；法半夏"消心腹胸膈痰热满结"，治"心下急痛"；黄芩善"下血闭"；人参、大枣、甘草、生姜合用，辛甘发散，调和营卫，增加益气、行气、解郁之功。诸药合用，可使少阳气机和解、肝胆郁阻得以疏通，则胸中气血通畅，枢机运转，心绞痛亦以缓解。

2. 清热化痰 贯穿始终

冠心病患者多见于形体肥胖者，"肥人多痰，乃气虚也，虚则气不能行故痰生"。程教授认为，因久食膏粱厚味，饮酒过度，损伤脾胃，脾失健运，饮食不化精微，而归为湿浊之气，痰浊故而滋生。肥胖体型者"其血黑以浊，其气涩以迟"，即其血稠浊凝滞，气滞涩不行，必易阻滞心脉而发胸痹。肝失疏泄，肝郁气滞，郁久化火，灼津为痰，痰浊壅塞内阻，郁久化热，或阻滞脉络形成痰瘀，使气机痹阻，血脉运行不畅，以致"壅瘀生热，故心如悬而急，烦懊痛也"（《诸病源候论卷十六·心痛病诸候》）。《证治汇补》曰："气郁痰炎，忧恚则发，心隔大痛，次走胸背"，对本病的痰热病机作了深刻的描述。

程教授在临证中发现，冠心病患者症状以闷痛多见，由血瘀所致的刺痛相对少见，而许多患者确有痰热证候，故认为本病患者多数存在痰热病机。治疗宜采用清热化痰为法，方用《金匮要略》小陷胸汤加减。方中黄连清胸中之热，法半夏散胸中之结，瓜蒌泻胸中之热；瓜蒌配法半夏，则润燥相得，寒温合宜；黄连配法半夏，一辛一苦，辛开苦降；是方药仅三味，但配伍精当，故有涤痰热、开胸结之良效。

3. 益气养阴 治病求本

本病多见于40岁以上的中老年人，随着年龄的增长，元气逐渐虚损，气阴暗耗，脏器衰微；反复发作，日久耗气伤阴，且本病的发展与恶化是气阴进一步耗损的结果。故治疗宜益气养阴，方用生脉饮。方中人参甘温补气、味甘补阴，麦冬甘寒补心阴，五味子酸温欲心气、酸甘化阴，三药同用则气阴并补。

4. 详辨复合证 证分主次

冠心病为慢性疾病，病情缠绵难愈，病机复杂多变，易成"虚实夹杂"之证。临床上本病单一证型少见，多为复合证型。肝失疏泄，可致少阳经气不展，胸中气血不畅；亦可致脾胃运化失常，痰浊内生，痰浊郁久化热，痰热内壅，故见少阳不和、痰热内阻之复合证。对于这类患者，治宜和解少阳、清热化痰。程教授采用柴胡陷胸汤加减（柴胡、黄芩、法半夏、党参、黄连、瓜蒌、木香、枳实、川芎、甘草）治之。痰热、痰瘀阻滞日久，不仅可耗散心气，又可化热伤阴，故虽古人有"痰无阴虚"之说，但在临床实践中，确实有一部分患者存在气阴两虚、痰热壅阻的矛盾病机。此"阴虚"乃"人过四十，阴气日半"之阴气亏虚，实际上是虚实夹杂的复合证。对于这类患者，应标本兼顾，采用益气养阴、清热化痰法，程教授在古方基础上组成生脉陷胸汤（白参、五味子、麦冬、法半夏、黄连、瓜蒌、木香、枳实、川芎、甘草）。

程教授在临证中发现有的心绞痛患者在发病过程中，常伴有胃肠道症状，心绞痛的发生也常由饱食所诱发，故按"心胃同治"法，在上两方中用木香、枳实以调畅胃脘气机，效果较好。程教授认为，正是由于复合证的存在，在临证中一定要注意病证的主次，量证用药，随证加减。若胸痹心痛并见气促、短气、水肿则在方中合用《金匮要略》茯苓杏仁甘草汤，以宣肺利气化饮；若伴见舌质紫暗、舌下络脉明显可酌情加桃仁、红花、蒲黄；若心悸不安则合用生龙骨（先煎）、生牡蛎（先煎）、苦参等；若心痛日久则加全蝎、五灵脂等。

第十节　张镜人膏方论治经验[10]

心血管疾病临床以高血压及冠心病为常见，多伴有高血脂、高血糖等病症，病程一般较长。其病机甚为复杂，发病多与年老体衰、饮食失节、情志不遂、劳逸失度等导致脏腑气机失调、气血阴阳失衡有关，中医辨证多为本虚标实之证。本虚有阴阳气血亏虚的不同，标实则有瘀血、痰湿、阴寒之区别，病机复杂故而适合膏方大方图治。张老用膏方调治心血管疾病坚持通补兼施的原则，以宣痹通阳、健脾化痰、行气活血、益气养心等方法，针对不同的体质与病症，使补而不腻，通而不损，始终注意保持机体气血通畅与阴阳的平衡。

1. 宣痹通阳法

《素问·生气通天论》谓："阳气者，若天与日，失其所者折寿而不彰。"故阳气为一身之主宰。"心主血脉"，"脉者，血之府"。血液运行除了"营气"作用外，还要依靠心脏的功能，这种功能称为"心气与心阳"。心气的鼓动全赖于心阳的温运，二者密切配合，维持人体正常血液运行。一旦心阳与心气痹阻，妨碍了营血的运行，血涩成瘀，"不通则痛"，胸痹心痛乃作。张老以膏方调治此病，常用瓜蒌薤白桂枝汤化裁。其中瓜蒌宽胸散结，"能使人心气内洞"（"内洞"即舒畅之意）；薤白性温、味辛苦，滑利通阳；桂枝辛从甘化，温补心阳。

2. 健脾化痰法

张老认为，痰湿和痰热是导致脂肪代谢病变的前提，而气滞血瘀则是脂质沉积的病变结果。脾胃健运失司，饮食不化精微，最易扰乱脂肪代谢，聚湿生痰；若肝胆失于疏泄，气郁化火，痰热亦可煎熬津液，变成痰涎。痰性黏腻，痰湿驻留，或痰与热胶固，都可促使心络的脂质沉积与浸润，导致心气痹阻。

张老认为心血管疾病中所出现的心动悸、脉结代，与脾气不振、胃气虚弱有着直接的关系。阳气不足，心气虚衰；痰浊瘀阻，心脉不通，均与脾胃功能失调有关。对此病证张老在膏方中常用参苓白术散益气健脾化痰浊，每用白术健脾、法半夏涤痰、陈皮理气、谷芽消积。脾胃得健，运化有力，则痰浊瘀阻得以消散，有利于心脉的疏通和心之气血的充养。

3. 行气活血法

气为阳，血为阴，血之运行全靠气之推动，气不足或不畅，必然影响血液运行而形成瘀血。一旦心阳与心气痹阻，气滞则血瘀，血瘀则气阻，导致瘀血内停，脉络不畅，日久则胸痹心痛举发。张老在制方时常选用行气活血药物以促进血行，药如生香附、广郁金等。香附开郁散气，"生则上行胸膈"，且理气之力宏，故治疗胸痹使用香附以生为宜；广郁金为血中气药，擅入心络活血通滞。气行则血亦行，可助活血化瘀之力，配合化痰之品，每能提高宣痹理气的功效。

4. 益气养心法

膏方补虚着眼于气血阴阳的调养，心血管疾病痹阻日久，则易耗伤心气、心阴，临床上常见到心悸气促、胸闷胸痛、心烦失眠等心气不足、心阴失养的症状。气阴两虚之体质易感邪热，邪热又加重气阴虚损，导致瘀热内阻，痰浊滋生。久病反复发作，迁延难愈，终致心气、心血俱损、痰瘀固结之顽症。治疗当以益气养心扶正治本，活血清热祛邪治标。

张老以自拟"四参饮"（丹参、孩儿参、南沙参、苦参）为主之膏方独具特色。方中丹参有"一味丹参散，功同四物汤"之意，故以其调心血，且苦能降泄，微寒清肝，有除烦安神之效。张老补益脾胃之气善用孩儿参，不主张过早使用生晒参，恐壅塞气机反增胸闷之患。《饮片新参》谓孩儿参有"补脾肺之气，止汗生津，定虚悸"之功效，对心气不足者，用孩儿参既可健脾益气，又能止汗生津护及心阴，似较党参及生晒参更为适宜。南沙参滋润上焦之阴分，兼有清热祛痰之力。现代药理研究证实其有提高细胞免疫功能、强心、降低胆固醇的作用。苦参有"专治心经之火，与黄连功用相近"，近代药理证实其具有抗心律失常之作用。

参考文献：

[1] 李传方，罗琦. 蒲辅周治疗冠心病心绞痛经验探析 [J]. 皖南医学院学报，1992，(01)：57 - 58.

[2] 朱寅圣，朴吉花. 任应秋教授辨治冠心病经验 [J]. 中国中医药信息杂志，2003，(05)：63 - 65.

[3] 韩学杰. 沈绍功教授从痰论治冠心病经验 [J]. 中国中医急症，2004，(01)：31 - 32.

[4] 王长洪. 董建华治疗冠心病心绞痛的经验 [J]. 辽宁中医杂志，1997，(01)：6 - 7.

[5] 葛保立，苗风芝. 赵锡武辨治冠心病经验撷萃 [J]. 国医论坛，1997，(01)：23 - 24.

[6] 吴焕林，林晓忠，邹旭. 邓铁涛治疗冠心病临床经验探析 [J]. 辽宁中医学院学报，2005，7 (4)：312 - 313.

［7］颜乾麟．颜德馨审机论治冠心病经验［J］．中国中医药信息杂志，2009，（02）：88－89．

［8］何建成．陈汝兴教授学术研究［J］．中医药通报，2004，3（4）：28－30．

［9］龙云，危玲，刘淑琦，等．程丑夫教授治疗冠心病经验［J］．中国中医急症，2004，13（7）：450－451．

［10］朱凌云，秦嫣．张镜人膏方调治心血管疾病精要［J］．上海中医药杂志，2008，（11）：23－24．

（吴彬才　颜佳博　彭熙炜）

下 编

冠心病论治良方

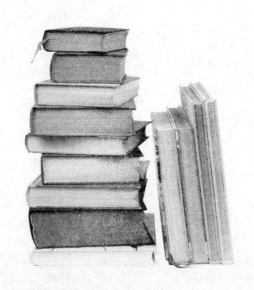

第一节 冠心病基础方

1. 枳实薤白桂枝汤

【组成】枳实 12 克　厚朴 12 克　薤白 9 克　桂枝 6 克　瓜蒌（捣碎）12 克

【用法】以水五升，先煮枳实、厚朴，取二升，去滓，内诸药，煮数沸，分三次温服（现代用法：水煎服，日 1 剂，加水 1000mL，煎取 200mL，早晚各温服 100mL，餐前餐后不拘。）。

【功效】通阳散结，祛痰下气。

【主治】胸阳不振痰气互结之胸痹。胸满而痛，甚或胸痛彻背，喘息咳唾，短气，气从胁下冲逆，上攻心胸，舌苔白腻，脉沉弦或紧。

【出处】《金匮要略·胸痹心痛短气病脉证并治》

2. 瓜蒌薤白白酒汤

【组成】瓜蒌实 12 克　薤白 12 克　白酒 25－50mL（依个人酒量，酌情选定）

【用法】三味同煮，取二升，分温再服（现代用法：用适量黄酒，再加水煎服，日 1 剂，加水 1000mL，煎取 200mL，早晚各温服 100mL，餐前餐后不拘）。

【功效】通阳散结，行气祛痰。

【主治】胸阳不振，痰气互结之胸痹轻证。胸部满痛，甚至胸痛彻背，喘息咳唾，短气，舌苔白腻，脉沉弦或紧。

【出处】《金匮要略·胸痹心痛短气病脉证并治》

3. 瓜蒌薤白半夏汤

【组成】瓜蒌实 12 克　薤白 9 克　法半夏 12 克　白酒 25－50mL（依个人酒量，酌情选定）

【用法】四味同煮，取四升，温服一升，日三服（现代用法：用适量黄酒，再加水煎服，日 1 剂，加水 1000mL，煎取 200mL，早晚各温服 100mL，餐前餐后不拘。）。

【功效】通阳散结，祛痰宽胸。

【主治】胸痹而痰浊较甚，胸痛彻背，不能安卧者。

【出处】《金匮要略·胸痹心痛短气病脉证并治》

4. 乌头赤石脂丸

【组成】蜀椒 14 克　乌头（炮）7.5 克　制附子（先煎）（炮）7 克　干姜 14 克　赤

石脂 14 克

【用法】上五味，研末，蜜为丸，如梧桐子大。先食服 1 丸，一日三次。不知，稍加服。

【功效】祛寒温阳，峻逐阴邪。

【主治】心痛彻背，背痛彻心，寒凝心脉，手足不温。

【出处】《金匮要略·胸痹心痛短气病脉证并治》

5. 四逆加人参汤

【组成】制附子（先煎）15 克　干姜 25 克　人参 15 克　炙甘草 30 克

【用法】上四味，以水 600mL，煮取 240mL，去滓，分温再服。

【功效】回阳救逆，益气固脱。

【主治】少阴病。四肢厥逆，恶寒蜷卧，脉微而复自下利，利虽止而余症仍在者。

【出处】《伤寒论》

6. 当归四逆汤

【组成】当归 12 克　桂枝 9 克　芍药 9 克　细辛 3 克　甘草 6 克　通草 6 克　大枣（擘）8 枚

【用法】上七味，以水 1200mL，煮取 300mL，去滓，分温再服。

【功效】温经散寒，养血通脉。

【主治】血虚寒厥证。手足厥寒，或腰、股、腿、足、肩臂疼痛，口不渴，舌淡苔白，脉沉细或细而欲绝。

【出处】《伤寒论》

7. 失笑散

【组成】五灵脂（酒研）30 克　蒲黄（炒香）30 克

【用法】共为细末，每服 6 克，用黄酒或醋冲服，亦可每日取 8～12 克，用纱布包煎，作汤剂服。

【功效】活血祛瘀，散结止痛。

【主治】瘀血停滞证。心腹刺痛，少腹急痛等。

【出处】《太平惠民和剂局方》

8. 丹参饮

【组成】丹参 30 克　檀香 4.5 克　砂仁 4.5 克

【用法】以水 600mL，煎至 300mL 左右，分 2 次，温服。

【功效】活血祛瘀，行气止痛。

【主治】血瘀气滞之心胃诸痛。

【出处】《时方歌括》

9. 苏合香丸

【组成】白术30克　光明砂（研末）30克　麝香30克　诃梨勒皮30克　香制附子（先煎）30克　沉香30克　青木香30克　丁香30克　安息香30克　白檀香30克　荜茇30克　犀角（水牛角代）30克　薰陆香15克　苏合香15克　龙脑香15克

【用法】以上15味，除苏合香、麝香、冰片、水牛角浓缩粉代犀角外，朱砂水飞成极细粉；其余安息香等十味粉碎成细粉；将麝香、冰片、水牛角浓缩粉研细，与上述粉末配研、过筛、混匀；再将苏合香炖化，加适量炼蜜与水制成蜜丸，低温干燥；或加适量炼蜜制成大蜜丸。口服，每次1丸，小儿酌减，每日1－2次，温开水送服。昏迷不能口服者，可鼻饲给药。

【功效】芳香开窍，行气止痛。

【主治】寒闭证。突然昏倒，牙关紧闭，不省人事，苔白，脉迟。亦治心腹卒痛，甚则昏厥，属寒凝气滞者。

【出处】《广济方》，录自《外台秘要》

10. 冠心苏合丸

【组成】苏合香50克　冰片105克　乳香（制）105克　檀香210克　青木香210克

【用法】以上5味，除苏合香、冰片外，其余乳香等3味粉碎成细粉，过筛；冰片研细，与上述粉末配研、过筛、混匀。另取炼蜜适量微温后加入苏合香搅匀，再与上述粉末混匀，制成1000丸即得。嚼碎服，每次1丸，每日1－3次；或遵医嘱。

【功效】理气活血，宽胸止痛。

【主治】痰浊气滞血瘀之心绞痛。胸闷，憋气。

【出处】《中国药典》

11. 天王补心丹

【组成】人参（去芦）15克　茯苓15克　玄参15克　丹参15克　桔梗15克　远志15克　当归（酒浸）30克　五味子30克　麦门冬（去心）30克　天门冬30克　柏子仁30克　酸枣仁（炒）30克　生地黄120克

【用法】上药共为细末，炼蜜为小丸，用朱砂水飞9－15克为衣，每服6～9克，温开水送下，或用桂圆肉煎汤送服；亦可改为汤剂，用量按原方比例酌减。

【功效】滋阴清热，养血安神。

【主治】阴虚血少，神志不安证。心悸怔忡，虚烦失眠，神疲健忘，或梦遗，手足心热，口舌生疮，大便干结，舌红少苔，脉细数。

【出处】《校注妇人良方》

12. 参附汤

【组成】人参 12 克 制附子（去皮，先煎）9 克

【用法】用水煎服，阳气脱陷者，倍用之。

【功效】益气回阳固脱。

【主治】阳气暴脱证。四肢厥逆，冷汗淋漓，呼吸微弱，脉微欲绝。

【出处】《正体类要》

13. 朱砂安神丸

【组成】朱砂（另研，水飞为衣）15 克 黄连（去须，净，酒洗）18 克 炙甘草 16.5 克 生地黄 4.5 克 当归 7.5 克

【用法】上药研末，炼蜜为丸，每次 6～9 克，临睡前温开水送服；亦可作汤剂，用量按原方比例酌减，朱砂研细末水飞，以药汤送服。

【功效】镇心安神，清热养血。

【主治】心火亢盛，阴血不足证。失眠多梦，惊悸怔忡，心烦神乱；或胸中懊侬，舌尖红，脉细数。

【出处】《内伤伤辨惑论》

14. 血府逐瘀汤

【组成】桃仁 12 克 红花 9 克 当归 9 克 生地黄 9 克 川芎 4.5 克 赤芍 6 克 牛膝 9 克 桔梗 4.5 克 柴胡 3 克 枳壳 6 克 甘草 6 克

【用法】上十一味，以水 1500mL，煮取 300mL，去滓，分温再服。

【功效】活血化瘀，行气止痛。

【主治】胸中血瘀证。胸痛，头痛，日久不愈，痛如针刺而有定处，或呃逆日久不止，或饮水即呛，干呕，或内热瞀闷，或心悸怔忡，失眠多梦，急躁易怒，入暮潮热，唇暗或两目暗黑，舌质暗红，或舌有瘀斑、瘀点，脉涩或弦紧。

【出处】《医林改错》

15. 升陷汤

【组成】生黄芪 18 克 知母 9 克 柴胡 5 克 桔梗 5 克 升麻 3 克

【用法】上五味，以水 500mL，煮取 200mL，去滓，分温再服。气分虚极下陷者，酌加人参数钱，或再加山萸肉（去净核）数钱，以收敛气分之耗散，使升者不至复陷更佳；若大气下陷过甚，至少腹下坠，或更作疼者，宜将升麻改用钱半，或倍作 2 钱。

【功效】益气升陷。

【主治】胸中大气下陷，气短不足以息，或努力呼吸，有似乎喘；或气息将停，危在顷刻。其兼证，或寒热往来，或咽干作渴，或满闷怔忡，或神昏健忘，其脉象沉迟微弱，关前尤甚。其剧者，或六脉不全，或参伍不调。

【出处】《医学衷中参西录》

（吴彬才 颜佳博 彭熙炜）

第二节 冠心病心绞痛良方

冠心病心绞痛的治疗原则应根据其标本虚实的不同而权衡用药。实证治以活血化瘀，理气止痛，豁痰开窍，温痹通脉等法；虚证当以补益为主。而临床上以虚实夹杂最为多见。胸痹心痛的发生，皆与心脉瘀阻相关，故不管何种证型，均应佐以活血化瘀之品。如若兼夹痰饮、阴寒、水湿、浊毒等，亦当具体分析，灵活化裁，而不应拘于成法。由于本病具有慢性病程和反复发作的特点，在运用辛温、芳香开窍的药物时应防止其日久耗气伤阴。

一、冠心病稳定型心绞痛良方

典型稳定型心绞痛的临床表现为胸部、下颌部、肩背部或上臂部的不适感，常因劳力或情绪压力而诱发，休息或含服硝酸甘油后可缓解。最常见病因是粥样硬化所致冠状动脉管腔狭窄。稳定型心绞痛的发生阈值在每天甚至同一天都有所不同，症状的变异性取决于关键狭窄部位的血管收缩程度（动态狭窄）和/或远端血管状况。稳定型心绞痛患者有发生急性冠脉综合征的危险，如不稳定型心绞痛、非 ST 段抬高性心肌梗死或 ST 段抬高性心肌梗死。中医治疗当以益气活血通脉为主。

1. 冠心方

【组成】法半夏 9 克　茯苓 12 克　橘红 4.5 克　枳壳 4.5 克　甘草 4.5 克　竹茹 9 克　党参 15 克　丹参 20 克

【功效】益气行血。

【主治】胸痛和或胸闷。伴心悸，气短，神倦乏力，自汗。舌淡紫，或紫暗或有瘀斑，脉弦细或脉弱而涩。

【加减】如气虚明显，酌加黄芪 30 克、五爪龙 10 克或人参 10 克另炖，或嚼服人参；如心痛明显，可合失笑散（五灵脂 10 克、炒蒲黄 10 克）或三七粉（冲服）5 克；如脾气虚弱合四君子汤（人参 10 克、茯苓 10 克、白术 10 克、甘草 10 克），兼阴虚不足可合用生脉散（人参 10 克、麦冬 10 克、五味子 10 克），兼高血压加草决明 10 克、珍珠母 20 克，兼高脂血症加山楂 10 克、何首乌 10 克、麦芽 30 克。

【用法】水煎服，每日 1 剂，水煎两次，各 200mL，早晚两次服用。8 周为 1 疗程。

【出处】林晓忠. 邓铁涛冠心方治疗冠心病心绞痛 80 例 ［J］. 中医药学刊，2003，21（8）：1249.

2. 益气活血汤

【组成】党参 15 克　麦冬 12 克　五味子 8 克　瓜蒌皮 15 克　桂枝 8 克　丹参 15 克　川芎 15 克　赤芍 15 克　莪术 15 克　红花 10 克

【功效】温阳益气，活血通脉。

【主治】胸闷刺痛、憋气、心慌、气短、乏力、多汗，舌质紫黯，苔薄白，脉沉细无力。

【用法】水煎服，每日 1 剂，水煎两次，各 200mL，早晚两次服用，8 周为 1 疗程。

【出处】李宝顺主编. 名医名方录（第一辑）［M］. 北京：华艺出版社，1991：27.

3. 冠心平

【组成】黄芪 50 克　丹参 30 克　赤芍 30 克　三七 100 克　乳香 10 克　没药 10 克　炒酸枣仁 30 克　葛根 30 克　川芎 15 克　桑寄生 15 克　当归 10 克　甘草 6 克

【功效】益气活血，活络止痛。

【主治】胸闷刺痛、憋气、心慌、气短、乏力、多汗，舌质紫黯，苔薄白，脉沉细无力。

【用法】水煎服，每日 1 剂，水煎两次，各 200mL，早晚两次服用，8 周为 1 疗程。

【加减】气短、气虚、乏力较重者黄芪可重用至 100 克，血瘀重者可加桃仁、红花；气滞见胸胁胀痛、抑郁易怒，加砂仁、柴胡、郁金；下肢浮肿者加泽兰、益母草。

【出处】贾小英. 自拟冠心平治疗冠心病 35 例 ［J］. 四川中医，2003，21（7）：50.

4. 参芪通络汤

【组成】人参10克 黄芪20克 葛根25克 水蛭12克 赤芍20克 丹参20克 瓜蒌25克 薤白15克 川芎15克 炙甘草10克

【功效】补气通阳，活血通络。

【主治】胸痛胸闷，胸部刺痛、绞痛，固定不移，痛引肩背或臂内侧，心悸气短，神疲乏力，心悸不宁，面色紫暗，舌淡紫，唇舌紫暗，脉细涩或弱而涩。

【用法】水煎服，每日1剂，水煎两次，各200mL，早晚两次服用，8周为1疗程。

【出处】焦守岗，彭小艳. 参芪通络汤治疗冠心病稳定型心绞痛54例疗效观察［J］. 中医药导报，2011，17（6）：38-41.

5. 参七散

【组成】西洋参 三七 鸡内金各等分。

【功效】益气活血行滞。

【主治】胸闷刺痛、憋气、心慌、气短、乏力、多汗，舌质紫黯，苔薄白，脉沉细无力。

【用法】各药研末，装瓶内备用。每日3次，每次2克，空腹，温开水送下。

【出处】杜怀棠主编. 中国当代名医验方大全［M］. 石家庄：河北科学技术出版社，1990：32.

6. 补气止痛汤

【组成】党参12克 黄芪12克 白术12克 薤白12克 佛手12克 川芎12克 丹参12克 全瓜蒌12克 茯苓12克 桂枝10克 红花5克

【功效】补气通经，活血祛瘀。

【主治】胸闷刺痛、憋气、心慌、气短、乏力、多汗，舌质紫黯，苔薄白，脉沉细无力。

【用法】水煎服，每日1剂，水煎两次，各200mL，早晚两次服用，8周为1疗程。

【出处】梁朝霞. 补气止痛汤对稳定型心绞痛患者运动试验指标和心率变异性的影响［J］. 陕西中医，2013，34（2）：144-145.

7. 保心汤

【组成】人参15克 黄芪15克 山楂15克 葛根30克 丹参15克 白术10克 茯苓10克 川芎10克 桃仁12克 红花5克

【功效】行气活血，祛瘀止痛。

【主治】胸闷刺痛、憋气、心慌、气短、乏力、多汗，舌质紫黯，苔薄白，脉沉细无力。

【用法】水煎服，每日 1 剂，水煎两次，各 200mL，早晚两次服用，8 周为 1 疗程。

【出处】林展增，邢之华，刘卫平. 保心汤对稳定型心绞痛患者碱性成纤维细胞生长因子以及心率变异性的影响［J］. 陕西中医，2010，21（07）：843－844.

8. 参归饮

【组成】党参 12 克　黄芪 12 克　当归 12 克　川芎 10 克　炒白芍 10 克　扶芳藤 10 克　葛根 12 克　陈皮 10 克　鸡内金 10 克　炙甘草 3 克

【功效】补益心气，活血化瘀。

【主治】胸痛、胸闷、气短；神疲乏力、自汗、面色紫暗；舌质淡紫或舌质淡暗；脉沉和（或）弱而涩。

【用法】水煎服，每日 1 剂，水煎两次，各 200mL，早晚两次服用，8 周为 1 疗程。

【出处】尹静. 参归饮治疗冠心病稳定型心绞痛的临床疗效研究［D］，广西中医药大学，2014：19.

9. 瓜蒌丹参汤

【组成】瓜蒌 20 克　丹参 12 克　三七 5 克　郁金 12 克　蒲黄 9 克　五灵脂 6 克　琥珀（冲服）0.5 克

【功效】活血化瘀，理气止痛。

【主治】心悸怔忡，心胸憋闷或刺痛，痛引肩背，时发时止，舌暗紫或见瘀点瘀斑，脉细涩或结代。

【用法】水煎服，每日 1 剂，水煎两次，各 200mL，早晚两次服用，8 周为 1 疗程。

【出处】刘文巨，王振勤，商敏凤. 急诊中医良方［M］. 南昌：江西科学技术出版社，1987：87.

10. 二参汤

【组成】党参 20 克　丹参 20 克

【功效】养心活血。

【主治】心悸怔忡，心胸憋闷或刺痛，痛引肩背，时发时止，舌暗紫或见瘀点瘀斑，脉细涩或结代。

【用法】水煎服，每日 1 剂，水煎两次，各 200mL，早晚两次服用，8 周为 1

疗程。

【出处】杜怀棠．中国当代名医验方大全［M］．石家庄：河北科学技术出版社：1990：122．

11. 祛风通络汤

【组成】海风藤 30 克 羌活 12 克 川芎 10 克 黄芪 30 克 丹参 18 克 当归 10 克 水蛭 6 克 瓜蒌皮 10 克

【功效】祛风通络，益气活血。

【主治】胸痛和或胸闷，伴心悸，气短，神倦乏力，自汗，舌淡紫，或紫暗或有瘀斑，脉弦细或脉弱而涩。

【用法】水煎服，每日 1 剂，水煎两次，各 200mL，早晚两次服用，8 周为 1 疗程。

【出处】王绍文．从风论治气虚血瘀型冠心病不稳定性心绞痛［D］．湖北中医药大学，2012：17．

12. 参芪四物汤

【组成】西洋参 15 克 黄芪 30 克 桃仁 10 克 红花 10 克 川芎 10 克 当归 15 克 牛膝 15 克 桔梗 10 克 木香 15 克 枳壳 15 克 甘草 6 克

【功效】益气活血，祛瘀止痛。

【主治】胸痛彻背，心悸气短，神疲乏力，自汗或是动则汗出，面色少华或紫暗，舌暗或有瘀斑，脉沉弦。

【用法】水煎服，每日 1 剂，水煎两次，各 200mL，早晚两次服用，8 周为 1 疗程。

【出处】黄华力．参芪四物汤治疗冠心病 PCI 术后再发心绞痛气虚血瘀证的临床疗效观察［D］．湖南中医药大学，2014：14．

13. 参芪活血汤

【组成】太子参 15 克 黄芪 20 克 麦冬 15 克 当归 15 克 白芍 15 克 丹参 15 克 天冬 15 克 北沙参 15 克 川芎 20 克 红花 15 克 珍珠母 25 克

【功效】益气养阴，活血通络。

【主治】心胸疼痛时作，或灼痛，或隐痛，心悸怔忡，五心烦热，口燥咽干，潮热盗汗，舌红少泽，苔薄或剥，脉细数或结代。

【用法】水煎服，每日 1 剂，水煎两次，各 200mL，早晚两次服用，8 周为 1 疗程。

【出处】卢正华．参芪活血汤替代消心痛治疗冠心病稳定型心绞痛的临床观察

[J]. 甘肃中医学院学报, 2009, 26 (3): 12 – 15.

14. 益心方

【组成】 党参 10 克　丹参 30 克　黄芪 12 克　麦冬 10 克　五味子 10 克　生地黄 10 克　阿胶（烊化、兑入）10 克　炙甘草 10 克　黄精 10 克　红花 10 克　葛根 30 克

【功效】 益气养阴，活血化瘀。

【主治】 心胸疼痛时作，或灼痛，或隐痛，心悸怔忡，五心烦热，口燥咽干，潮热盗汗，舌红少泽，苔薄或剥，脉细数或结代。

【用法】 水煎服，每日 1 剂，水煎两次，各 200mL，早晚两次服用，8 周为 1 疗程。

【出处】 王焕禄. 杂病证治辑要 [M]. 北京：中国物资出版社，1995：67.

15. 康心方

【组成】 瓜蒌 30 克　薤白 10 克　桂枝 6 克　酸枣仁 10 克　麦冬 12 克　生地黄 10 克　黄精 12 克　延胡索 10 克　五灵脂 10 克　党参 12 克　葛根 30 克

【功效】 益气养阴，宣痹破瘀。

【主治】 心悸健忘，失眠多梦。伴面色不华，唇舌色淡，眩晕，脉细弱；或口干咽燥，盗汗，舌红少津，脉细数。

【用法】 水煎服，每日 1 剂，水煎两次，各 200mL，早晚两次服用，8 周为 1 疗程。

【出处】 王焕禄. 杂病证治辑要 [M]. 北京：中国物资出版社，1995：96.

16. 生脉田芪汤

【组成】 人参 10 克　麦冬 15 克　桂枝 6 克　五味子 5 克　三七（研末、冲服）5 克　黄芪 20 克　何首乌 15 克　葛根 40 克　丹参 20 克　川芎 10 克　银杏叶 10 克　石菖蒲 6 克　檀香 10 克

【功效】 益气养阴。

【主治】 心胸疼痛时作，或灼痛，或隐痛，心悸怔忡，五心烦热，口燥咽干，潮热盗汗，舌红少泽，苔薄或剥，脉细数或结代。

【用法】 水煎服，每日 1 剂，水煎两次，各 200mL，早晚两次服用，8 周为 1 疗程。

【出处】 文利芳. 生脉田芪汤治疗冠心病心绞痛 69 例 [J]. 四川中医，2001，19 (9)：17.

17. 冠心活血汤

【组成】 丹参 20 克　瓜蒌 15 克　桃仁 12 克　三七 1.5 克　薤白 6 克　红花 12 克

延胡索3克（研末，冲服） 牛膝20克 赤芍12克

【功效】活血化瘀，散结止痛。

【主治】心悸怔忡，心胸憋闷或刺痛，痛引肩背，时发时止，舌暗紫或见瘀点瘀斑，脉细涩或结代。

【用法】水煎服，每日1剂，水煎两次，各200mL，早晚两次服用，8周为1疗程。

【出处】田芬兰，谢克铭．活血化瘀法治疗冠心病212例临床疗效观察［J］．北京中医，1985，35（2）：27－28.

18．丹杏饮

【组成】三七粉3克 水蛭6克 延胡索12克 银杏叶12克 川芎12克 丹参30克

【功效】活血化瘀，通经活络。

【主治】心悸怔忡，心胸憋闷或刺痛，痛引肩背，时发时止，舌暗紫或见瘀点瘀斑，脉细涩或结代。

【用法】水煎服，每日1剂，水煎两次，各200mL，早晚两次服用，8周为1疗程。

【出处】龚裕兴，覃成杜，李海平．丹杏饮治疗冠心病稳定型心绞痛临床疗效研究［J］．当代医学，2011，36（18）：146－148.

19．脉通汤

【组成】黄芪120克 瓜蒌30克 白僵蚕10克 地龙15克 当归10克 川芎10克 薤白15克 桃仁10克 红花10克 泽兰15克 柴胡12克 枳壳12克 桔梗15克 川牛膝20克 甘草10克

【功效】活血化瘀，补气温阳。

【主治】胸痛、胸闷或气短、心悸、汗出、畏寒肢冷、少寐、倦怠乏力、头晕、面色苍白、肢冷，舌淡暗或紫暗，苔薄腻。

【用法】水煎服，每日1剂，水煎两次，各200mL，早晚两次服用，8周为1疗程。

【出处】孙启温．脉通汤治疗冠心病102例［J］．光明中医，2001，16（94）：46.

20．桂枝薤白汤

【组成】桂枝30克 薤白各30克 瓜蒌皮15克 郁金15克 香附15克 延胡索10克 枳实10克 陈皮10克 炙甘草10克 水蛭10克

【功效】温通心阳，行气活血。

【主治】胸闷胸痛，活动加重，面色㿠白，神疲体倦，自汗少气，畏寒肢冷，舌淡苔白或紫暗，脉细弱或结代。

【用法】水煎服，每日1剂，水煎两次，各200mL，早晚两次服用，8周为1疗程。

【出处】丁达，王清海.桂枝薤白汤治疗冠心病心绞痛临床观察［J］.山西中医，2011，27（4）：22－23，25.

21. 宣痹止痛散

【组成】红参50克　丹参100克　川芎100克　三七100克　郁金100克　沉香50克　麻黄30克　制附子（先煎）50克　细辛30克　延胡索100克　炙甘草100克　冰片30克

【功效】芳香温通，化瘀止痛。

【主治】卒然心痛如绞，或心痛彻背，背痛彻心，或感寒痛甚，心悸气短，形寒肢冷，冷汗自出，苔薄白，脉沉紧或促。多因气候骤冷或感寒而发病或加重。

【用法】共研细末，一次5－10克一日三次，开水冲服。

【出处】杜怀棠.中国当代名医验方大全［M］.石家庄：河北科学技术出版社：1990：27.

22. 参薤汤

【组成】太子参30克　薤白12克　郁金10克　降香（后下）6克　上沉香（后下）6克　五味子10克　三七（研末，冲服）5克　麦冬10克　砂仁（后下）4克

【功效】扶正益气，活血化瘀，通阳开窍。

【主治】心胸满闷不适，隐痛阵发，痛无定处，时欲太息，遇情志不遂时容易诱发或加重，或兼有脘腹胀闷，得嗳气或矢气则舒，苔薄或薄腻，脉细弦。

【用法】水煎服，每日1剂，水煎两次，各200mL，早晚两次服用，8周为1疗程。

【出处】石昕昕.参薤汤治疗冠心病150例［J］.实用中医内科杂志，2000，14（3）：37.

23. 胸痹汤

【组成】丹参30克　瓜蒌30克　薤白10克　桂枝10克　郁金15克　桑寄生30克　当归15克　赤芍15克　香附15克　法半夏15克

【功效】通阳散结，豁痰行气，化瘀止痛。

【主治】心胸满闷不适，隐痛阵发，痛无定处，时欲太息，遇情志不遂时容易

诱发或加重，或兼有脘腹胀闷，得嗳气或矢气则舒，苔薄或薄腻，脉细弦。

【用法】水煎服，每日 1 剂，水煎两次，各 200mL，早晚两次服用，8 周为 1 疗程。

【加减】伴胸闷气短者加党参、麦冬、五味子；伴心悸、脉结代者，加炙甘草、酸枣仁、柏子仁、炙远志、珍珠母；血压偏高者去桂枝，加生龙骨（先煎）、生牡蛎（先煎）、白蒺藜等。

【出处】郭翠华．"胸痹汤"治疗冠心病［J］．江苏中医，2001，22（6）：35.

24. 加味柴胡陷胸汤

【组成】柴胡 10 克　黄芩 10 克　法半夏 10 克　党参 20 克　瓜蒌 10 克　黄连 5 克　丹参 20 克　枳壳 10 克　川芎 15 克　甘草 5 克

【功效】理气化痰，活血止痛。

【主治】心胸满闷不适，隐痛阵发，痛无定处，时欲太息，遇情志不遂时容易诱发或加重，或兼有脘腹胀闷，得嗳气或矢气则舒，苔薄或薄腻，脉细弦。

【用法】水煎服，每日 1 剂，水煎两次，各 200mL，早晚两次服用，8 周为 1 疗程。

【出处】刘爱云．柴胡陷胸汤加味治疗冠心病心绞痛 30 例［J］．湖南中医杂志，2011，27（5）：57－58.

25. 橘红郁金汤

【组成】橘红 12 克　法半夏 10 克　茯苓 20 克　石菖蒲 12 克　郁金 12 克　檀香 3 克　蒲黄 9 克　五灵脂 5 克

【功效】化湿除痰，降逆化瘀。

【主治】胸痛主症以隐痛为主，时作时止，动则尤甚，兼症可见心悸气短，倦怠乏力，纳呆食少，腹胀便溏，或有失眠健忘，多梦易醒，面色无华，唇甲色淡，舌淡胖或有齿痕，苔薄白，脉沉细无力或结代。

【用法】水煎服，每日 1 剂，水煎两次，各 200mL，早晚两次服用，8 周为 1 疗程。

【出处】刘文巨，王振勤，商敏凤．急诊中医良方［M］．南昌：江西科学技术出版社，1987：167.

26. 加味瓜蒌薤白半夏汤

【组成】薤白 15 克　全瓜蒌 30 克　法半夏 10 克　红景天 10 克　枳实 10 克　郁金 10 克　茯苓 15 克　川芎 15 克　陈皮 6 克　石菖蒲 6 克　炙甘草 6 克

【加减】苔黄腻者加黄连 6 克；苔白腻者加桂枝 10 克。

【功效】宣痹通阳，豁痰开结。

【主治】胸闷痛如窒，胃脘痞满，气短喘促，咳唾痰浊，兼心悸、乏力、失眠多梦或多寐，舌质暗红，苔腻，脉滑或弦滑。

【用法】水煎服，每日 1 剂，水煎两次，各 200mL，早晚两次服用，8 周为 1 疗程。

【出处】杨晓艳．瓜蒌薤白半夏汤加味治疗痰浊痹阻型冠心病稳定型心绞痛的临床研究［D］，2007.

27. 柴蒌桃仁汤

【组成】柴胡 10 克　瓜蒌 15 克　桃仁 10 克　蒲黄 10 克　白芥子 4 克　川芎 10 克　郁金 10 克　九香虫 5 克

【功效】疏肝豁痰，化瘀止痛。

【主治】胸闷重而心痛轻，形体肥胖，痰多气短，遇阴雨天而易发作或加重，伴有倦怠乏力，纳呆便溏，口粘，恶心，咯吐痰涎，苔白腻或白滑，脉滑。

【用法】水煎服，每日 1 剂，水煎两次，各 200mL，早晚两次服用，8 周为 1 疗程。

【出处】李淑君，范金茹．柴蒌桃仁汤治疗稳定型心绞痛痰瘀痹阻证的临床研究［J］．中医药导报，2010，16（4）：19－21.

28. 丹参饮合小陷胸汤

【组成】全瓜蒌 30 克　丹参 15 克　檀香 8 克　砂仁 10 克　黄连 6 克　法半夏 12 克　郁金 10 克　佛手 10 克　川芎 15 克　桂枝 12 克　人参 6 克　炙甘草 6 克

【功效】豁痰开结，活血化瘀。

【主治】胸痛，憋气，心悸，胃脘痞满，气短喘促，咳唾痰浊，兼心悸、乏力、失眠多梦或多寐，肢体困重，唇暗，舌质黯或瘀斑，舌苔腻，脉滑或弦滑或脉涩。

【用法】水煎服，每日 1 剂，水煎两次，各 200mL，早晚两次服用，8 周为 1 疗程。

【出处】双晓萍．丹参饮合小陷胸汤加味治疗痰瘀痹阻型冠心病稳定型心绞痛的临床研究［D］，湖北中医学院，2008：18：15.

29. 复方丹参饮

【组成】丹参 30 克　法半夏 15 克　三七粉（冲服）10 克　檀香 10 克　降香 10 克　砂仁 5 克　苍术 5 克　茯苓 15 克　甘草 10 克

【功效】活血止痛，化痰通络。

【主治】心胸满闷不适，隐痛阵发，痛无定处，时欲太息，遇情志不遂时容易诱发或加重，或兼有脘腹胀闷，得嗳气或矢气则舒，苔薄或薄腻，脉细弦。

【用法】水煎服，每日 1 剂，水煎两次，各 200mL，早晚两次服用，8 周为 1 疗程。

【出处】胡振波，姜贺，徐京育．复方丹参饮治疗慢性稳定型心绞痛伴高脂血症的临床观察［J］．中医药学报，2009，37（1）：31 - 32.

30. 益肾活血汤

【组成】黄精 20 克　淫羊藿 20 克　红花 20 克　三七 10 克

【功效】益肾活血。

【主治】胸痛（刺痛、隐痛或绞痛），胸闷，心悸不宁，口干不饮，面色晦暗，唇紫，舌下络脉曲张，脉细弱、涩、沉弦或结代，舌紫暗、淡暗或有瘀点、瘀斑。

【用法】水煎服，每日 1 剂，水煎两次，各 200mL，早晚两次服用，8 周为 1 疗程。

【出处】宋晓龙．益肾活血法对冠心病心绞痛血瘀证临床疗效及血浆同型半胱氨酸水平的影响［D］．南京中医药大学，2010：20.

31. 补肾活血方

【组成】熟地 10 克　山药 15 克　山茱萸 10 克　丹参 10 克　葛根 30 克　川芎 10 克　当归 10 克　枳壳 10 克　炒山楂 10 克

【功效】滋阴补肾，活血祛瘀。

【主治】心痛憋闷，心悸盗汗，虚烦不寐，腰酸膝软，头晕耳鸣，口干便秘，舌红少津，苔薄或剥，脉细数或促代。

【用法】水煎服，每日 1 剂，水煎两次，各 200mL，早晚两次服用，8 周为 1 疗程。

【出处】宋巍．补肾活血方治疗稳定型心绞痛的临床研究［D］．河北医科大学，2012：15.

32. 补肾益心丸

【组成】淫羊藿 15 克　女贞子 12 克　丹参 15 克　茯苓 10 克　川芎 10 克　石菖蒲 10 克　葛根 15 克　生蒲黄 10 克

【功效】补肾益心，活血祛瘀。

【主治】胸痛、胸闷或心悸、气短、腰膝酸软、自汗、不寐，舌质紫暗或有瘀点、瘀斑，苔白或白腻，脉沉弦涩或弦滑。

【用法】水煎服，每日 1 剂，水煎两次，各 200mL，早晚两次服用，8 周为 1 疗程。

【出处】孙海燕．补肾益心丸治疗冠心病心绞痛临床观察［D］．山东中医药大学，2007：18.

33. 益肾通络方

【组成】黄芪30克　党参20克　白术20克　茯苓20克　天麻20克　法半夏20克　杜仲30克　三七10克　当归15克　川芎30克　全蝎15克　蜈蚣3条　葛根30克　地龙10克　巴戟天20克

【功效】益肾通络。

【主治】胸痛、胸闷或气短、心悸、汗出、畏寒肢冷、少寐、倦怠乏力、头晕、面色苍白、肢冷，舌淡暗或紫暗，苔薄腻。

【用法】水煎服，每日1剂，水煎两次，各200mL，早晚两次服用，8周为1疗程。

【出处】郭丽凤．益肾通络法治疗冠心病心绞痛的临床研究［D］．广州中医药大学，2009：14.

34. 滋肾通阳活血方

【组成】制何首乌15克　瓜蒌15克　薤白15克　三七6克　茯苓15克　党参12克　枳壳10克

【功效】滋肾通阳，活血化瘀。

【主治】胸痛、胸闷，或气短、心悸、腰膝酸软、头晕耳鸣，舌淡暗或紫暗，苔薄腻。

【用法】水煎服，每日1剂，水煎两次，各200mL，早晚两次服用，8周为1疗程。

【出处】刘如秀，徐利亚，刘金凤，童建霞，陈靖．滋肾通阳活血方联合西药治疗冠心病心绞痛临床研究［J］．中国中医药信息杂志，2014，21（8）：23－26.

35. 健脾化痰饮

【组成】黄芪30克　党参10克　陈皮6克　云苓10克　丹参20克　川芎10克　麦冬10克　檀香10克　砂仁6克　葛根30克　炙甘草10克

【功效】健脾化痰，益气活血。

【主治】胸痛及或胸闷，心悸气短，倦怠乏力，食少纳呆，肢体酸重，舌暗红、紫暗、少津或有瘀点、瘀斑，或有齿印，苔少或白、厚腻，脉沉细或沉弦涩或弦滑。

【加减】胸闷痰多者，加瓜蒌10克、前胡10克、厚朴10克、炒枳壳10克；胸痛如刺者，加桃仁10克、赤芍10克、炒延胡索10克、生蒲黄10克；口咽干燥者，加石斛10克、沙参10克、知母10克；失眠多梦者，加夜交藤10克、炒酸枣仁

10 克。

【用法】水煎服，每日 1 剂，水煎两次，各 200mL，早晚两次服用，8 周为 1 疗程。

【出处】张赛男. 健脾化痰饮治疗冠心病心绞痛的临床研究［D］. 山东中医药大学，2007：19.

36. 调脾护心方

【组成】橘红 6 克　法半夏 10 克　茯苓 12 克　甘草 5 克　枳壳 6 克　竹茹 10 克　党参 30 克　三七片 12 克

加减：气虚明显，加黄芪 25 克，或红参 10 克另炖兑入；气阴不足，加麦冬 15 克、五味子 6 克，党参改太子参，或西洋参 10 克另炖兑入；痰浊明显，加薏苡仁 30 克、石菖蒲 10 克；瘀血停滞，加失笑散蒲黄 6 克、五灵脂 6 克，水蛭 5～10 克；肾虚者，加巴戟天 15 克、淫羊藿 15 克、桑寄生 15 克；血虚者，加黄精 15 克、鸡血藤 15 克。合并病加减：合并高血压病者，加草决明 30 克、珍珠母 30 克、钩藤 15 克、牛膝 15 克；合并血脂增高者，加山楂 15 克、麦芽 30 克、何首乌 30 克；合并糖尿病者，加淮山 60 克、玉米须 30 克、仙鹤草 30 克。

【功效】调脾护心，益气除痰。

【主治】气虚痰瘀阻络证。

【用法】水煎服，每日 1 剂，水煎两次，各 200mL，早晚两次服用，8 周为 1 疗程。

【出处】王侠，胡丽娜，李晓庆，吴焕林. 调脾护心法治疗冠心病心绞痛的前瞻性队列研究［J］. 广州中医药大学学报，2013，30（03）：296－298，+308.

37. 调理脾胃法

1）中气不足证

【组成】党参　枳壳各 10～15 克　茯苓　白芍　炒白术各 10～12 克　陈皮　木香各 6～10 克　桂枝 3～6 克　砂仁 3～9 克　炙甘草 6～9 克

【功效】健脾益气。

【主治】胸痛隐隐，时作时止，动辄尤甚，心悸气短，倦怠乏力，纳呆食少，腹胀便溏，舌淡胖或有齿痕，苔薄白，脉沉细无力或结代。

【用法】水煎服，每日 1 剂，水煎两次，各 200mL，早晚两次服用，8 周为 1 疗程。

【出处】刘侠，高彩霞，周玉凤. 调理脾胃法治疗胸痹心痛 100 例［J］. 新中医，2002，34（7）：55－56.

2）痰浊壅塞证

【组成】陈皮 6～10 克　法半夏 6～12 克　茯苓 10～20 克　石菖蒲 10～12 克　竹茹 9 ～12 克　黄连 3～9 克　郁金　枳壳各 10～15 克

【功效】健脾豁痰。

【主治】胸部窒闷而痛，或胸痛彻背。胸满咳喘，心下痛闷，恶心欲呕，肢体沉困酸楚，形体丰腴，舌淡红略暗、苔厚腻，脉弦滑或沉伏。

【用法】水煎服，每日 1 剂，水煎两次，各 200mL，早晚两次服用，8 周为 1 疗程。

【出处】刘侠，高彩霞，周玉凤．调理脾胃法治疗胸痹心痛 100 例［J］．新中医，2002，34（7）：55－56.

3）湿浊闭阻证

【组成】藿香　陈皮各 10～12 克　荷叶 10～15 克　炒苦杏仁　石菖蒲各 6～12 克　薏苡仁 15～20 克　法半夏 9～12 克　茯苓 12～20 克　白豆蔻　黄连　甘松 6～10 克

【功效】醒脾化湿。

【主治】胸憋气窒，或闷痛，或不痛，阴雨天加重，胸闷纳呆，口粘不欲饮，恶心欲呕，肢体沉重，头重如蒙，大便不爽，小便混浊，舌胖有齿痕、苔厚腻，脉濡细。

【用法】水煎服，每日 1 剂，水煎两次，各 200mL，早晚两次服用，8 周为 1 疗程。

【出处】刘侠，高彩霞，周玉凤．调理脾胃法治疗胸痹心痛 100 例［J］．新中医，2002，34（7）：55－56.

38．调脾通络颗粒

【组成】党参 15 克　黄芪 15 克　全瓜蒌 15 克　茯苓 15 克　白术 15 克　法半夏 10 克　丹参 15 克　红花 10 克　川芎 10 克　薤白 10 克　麦冬 8 克　当归 10 克　赤芍 9 克　炙甘草 3 克

【功效】益气化痰，活血通络。

【主治】胸闷如室而痛，心悸，气短。神倦乏力，体胖多痰，脘痞，纳呆，身体困重，面色紫黯或口唇紫绀，舌质紫黯，有瘀斑、瘀点，舌苔浊腻或白滑，脉弱而涩或滑、结代。

【用法】水煎服，每日 1 剂，水煎两次，各 200mL，早晚两次服用，8 周为 1 疗程。

【出处】曹守沛．从脾胃论治冠心病不稳定型心绞痛的临床研究［D］．南京中医药大学，2010：20.

39. 调脾护心方

【组成】人参10克　三七（研末，冲服）5克　法半夏10克　橘红10克

【功效】益气除痰，祛瘀通脉。

【主治】胸闷，胸痛，气短，疲乏，纳果，舌苔厚腻，脉弦细，或脉弱。

【用法】水煎服，每日1剂，水煎两次，各200mL，早晚两次服用，8周为1疗程。

【出处】蔡奕奕. 调脾护心法对冠心病介入术后的远期疗效随访研究［D］. 广州中医药大学，2014：22.

40. 健脾益气方

【组成】党参30克　黄芪30克　茯苓10克　白术10克　法半夏10克　陈皮10克　炙甘草6克

【功效】健脾益气护心。

【主治】胸闷，胸痛；气短乏力，心悸懒言，自汗，肢体困重，体胖多痰；舌苔浊腻或滑，脉滑。

【用法】水煎服，每日1剂，水煎两次，各200mL，早晚两次服用，8周为1疗程。

【出处】李官红. 调理脾胃法治疗冠心病稳定型心绞痛的临床观察［D］. 成都中医药大学，2010：16.

41. 健脾化痰方

【组成】黄芪30克　党参15克　苍术10克　白术10克　茯苓10克　陈皮10克　法半夏10克　瓜蒌15克　桂枝10克　山药10克　葛根30克　山楂10克　石菖蒲10克　泽泻10克　炙甘草6克

【功效】健脾益气，化痰祛瘀。

【主治】胸痛及或胸闷，心悸气短，倦怠乏力，食少纳果，肢体酸重，舌体胖大或有齿印，苔少或白、厚腻，脉沉细或沉弦涩或弦滑。

【用法】水煎服，每日1剂，水煎两次，各200mL，早晚两次服用，8周为1疗程。

【出处】曹国君. 健脾化痰法治疗痰湿中阻型冠心病心绞痛的临床研究［D］. 黑龙江中医药大学，2010：19.

42. 归脾汤加味

【组成】党参20克　黄芪20克　白术15克　当归15克　茯神15克　酸枣仁15克

远志 10 克　木香 8 克　甘草 15 克　龙眼 20 克　生姜 8 克　大枣 15 克　丹参 20 克　赤芍 10 克　川芎 10 克　郁金 10 克　桃仁 8 克

【功效】健脾养心，益气补血。

【主治】气血两虚证。

【用法】水煎服，每日 1 剂，水煎两次，各 200mL，早晚两次服用，8 周为 1 疗程。

【出处】张跃，李斌．归脾汤加味治疗稳定型心绞痛临床观察［J］．湖南中医药大学学报，2012，33（6）：31 - 32.

43. 补肾活血方

【组成】熟地　山药　生龙骨（先煎）　生牡蛎（先煎）　五味子各 15 克　桑寄生　西洋参各 10 克　黄芪　丹参各 20 克

【用法】水煎服，每日 1 剂。

【功效】补肾益气，化痰活血。

【主治】冠心病心绞痛。

【加减】舌暗脉涩偏重血瘀者加川芎 10 克，赤芍 15 克，当归 10 克，三七粉 3 克；舌淡苔厚脉滑偏重痰湿者加瓜蒌 20 克，法半夏、薤白各 10 克。

【出处】殷群．补肾益气、化痰活血法治疗气阴两虚痰瘀互阻型心绞痛 46 例［J］．陕西中医，2009，30（6）：656 - 657.

44. 补肾活血方

【组成】熟地黄 20 克　淮山药 15 克　枸杞子 12 克　山茱萸肉 12 克　川牛膝 15 克　菟丝子 12 克　鹿角胶（烊化，兑入）10 克　龟胶（烊化，兑入）10 克　淫羊藿 12 克　丹参 20 克　田七 5 克　檀香 6 克

【用法】水煎服，每日 1 剂。

【功效】补肾活血。

【主治】冠心病心绞痛。

【出处】钟冬梅，冯崇廉，吕金穗，等．补肾活血法治疗绝经后女性冠心病 40 例［J］．中国中医急症，2010，19（10）：1775 - 1776.

45. 补肾化瘀化痰方

【组成】熟地黄　山楂各 15 克　瓜蒌 12 克　山茱萸　枸杞子　牡丹皮　赤芍　桃仁　橘红　石菖蒲各 10 克

【用法】水煎服，每日 1 剂。

【功效】补肾化瘀化痰。

【主治】冠心病心绞痛。

【出处】胡金明，王瑞，余小，等．补肾化瘀化痰法治疗冠心病不稳定性心绞痛60例疗效观察［J］．新中医，2010，42（6）：89－90．

46. 温胆汤合桃红四物汤加减

【组成】全瓜蒌30克　薤白10克　竹茹10克　枳壳10克　云苓10克　陈皮10克　石菖蒲10克　郁金10克　川芎10克　丹参30克　车前草30克　草决明30克　赤芍10克　红花10克

【功效】祛痰化瘀，行气止痛。

【主治】胸闷胀满，或胸部闷痛，头重肢困，口粘纳呆，形胖痰多，唇甲青紫，苔腻脉滑，或单见舌苔腻，脉弦滑。

【用法】水煎服，每日1剂，水煎两次，各200mL，早晚两次服用，8周为1疗程。

【出处】韩学杰．沈绍功教授从痰论治冠心病经验［J］．中国中医急症，2004，13（1）：31－32．

47. 香砂六君子汤合瓜蒌薤白白酒汤

【组成】生芪15克　炒白术10克　云苓10克　陈皮10克　木香10克　石菖蒲10克　郁金10克　丹参30克　焦三仙30克　莱菔子10克　全瓜蒌30克　薤白10克

【功效】补气祛痰。

【主治】胸憋气短，胸痛隐隐，心悸乏力，眩晕肢软，纳谷不馨，舌质淡暗苔薄腻，脉沉细。

【用法】水煎服，每日1剂，水煎两次，各200mL，早晚两次服用，8周为1疗程。

【出处】韩学杰．沈绍功教授从痰论治冠心病经验［J］．中国中医急症，2004，13（1）：31－32．

48. 疏肝通络散加减

【组成】柴胡10克　枳壳10克　赤芍10克　延胡索10克　白芍15克　川郁金15克　生蒲黄15克　五灵脂15克　丹参30克　党参30克　琥珀粉（冲服）4克

【功效】疏肝解郁，理气活血。

【主治】以突发左胸膺或膻中处憋闷而痛为主证。常伴有胸部闷痛反复发作史、善太息、心悸、多汗等。

【加减】心脉瘀阻重：胸痛剧烈，加降香10克、乳香10克、桃仁10克、红花10克；痰浊蕴结，胸闷窒痛，唾痰多涎，舌苔腻等加石菖蒲10克、薤白10克、法半夏 10 克、瓜蒌 15 克；心气不足，面色无华，气短神疲，舌淡，舌体胖有齿痕，脉虚细缓或结代，加黄芪 30 克、黄精 15 克；心阴亏虚，胸闷或灼痛，心悸不宁，失眠，盗汗，口干，脉弦细数，加麦冬 15 克、五味子 10 克；阳虚寒凝，胸背闷痛，遇寒加剧，面白肢冷，舌淡胖，苔白滑，脉沉迟细弱等，加桂枝 10 克、薤白 10 克、制附子（先煎）6 克、檀香 9 克。

【用法】水煎服，每日 1 剂，水煎两次，各 200mL，早晚两次服用，8 周为 1 疗程。

【出处】胡贤琼．从肝论治冠心病心绞痛 32 例 [J]．四川中医，2004，23（1）：36 - 37．

49. 加味柴胡疏肝散

【组成】柴胡 10 克　枳壳 12 克　白芍 12 克　香附 10 克　川芎 10 克　丹皮 10 克　栀子 10 克　桃仁 10 克　红花 10 克　当归 10 克　郁金 20 克　香橼皮 12 克

【功效】疏肝行气止痛。

【主治】左侧胸膺或膻中处突发憋闷而痛，痛无定处，时欲太息，遇情志不遂时容易诱发或加重，或兼有脘胀闷，得嗳气或矢气则舒，苔薄，脉弦。

【加减】失眠者加炒酸枣仁 12 克；头晕者加升麻 10 克、葛根 20 克；湿重者加薤白 10 克、法半夏 10 克。

【用法】水煎服，每日 1 剂，水煎两次，各 200mL，早晚两次服用，8 周为 1 疗程。

【出处】李跃．加味柴胡疏肝散治疗冠心病心绞痛 41 例临床观察 [J]．北京中医，2006，25（1）：27 - 29．

50. 疏肝活血汤

【组成】柴胡 15 克　赤白芍各 15 克　田七 10 克　桔梗 10 克　炙甘草 5 克

【功效】疏肝解郁，活血通络。

【主治】有睡眠障碍、全身疲乏无力、情绪不稳、焦虑不安、生活绝望等不同程度的焦虑抑郁症状的心绞痛患者。

【加减】肝郁偏重者加香附 9 克、薄荷 6 克、枳壳 10 克、郁金 20 克；血瘀偏重者加川芎 15 克、丹参 15 克、延胡索 10 克；心神不宁者加合欢皮 30 克、夜交藤 30 克、酸枣仁 15 克、当归 10 克。

【用法】水煎服，每日 1 剂，水煎两次，各 200mL，早晚两次服用，8 周为 1 疗程。

【出处】陈艳娟，李红，韩杲．疏肝解郁、活血通络法对伴焦虑抑郁症状的冠心病心绞痛患者临床疗效分析［J］. 中国医药导报, 2012, 25 (9)：125 - 126 + 129.

51. 柴胡疏肝散加减

【组成】柴胡 10 克　白芍 15 克　枳壳 10 克　香附 10 克　川芎 10 克　甘草 5 克　延胡索 10 克　丹参 10 克

【加减】气郁化火者加钩藤 15 克、天麻 10 克、去香附；腹胀纳差，苔白腻者，加白术 12 克、莱菔 15 克。

【功效】疏肝理气。

【主治】左侧胸膺或膻中处突发憋闷而痛，痛无定处，时欲太息，遇情志不遂时容易诱发或加重，或兼有脘胀闷，得嗳气或矢气则舒，苔薄，脉弦。

【用法】水煎服，每日 1 剂，水煎两次，各 200mL，早晚两次服用，8 周为 1 疗程。

【出处】娄唯鸣. 柴胡疏肝散治疗肝气郁结型冠心病心绞痛 99 例［J］. 中国实用医药, 2011, 27 (6)：162 - 164.

52. 平肝养心汤

【组成】天麻 15 克　钩藤 15 克　熟地黄 15 克　桑寄生 30 克　川牛膝 15 克　当归 12 克　白芍 12 克　川芎 9 克　合欢皮 15 克　郁金 15 克　百合 15 克　夏枯草 15 克　地龙 15 克

【功效】平肝养心。

【主治】胸痛胸闷，心悸。急躁易怒，头晕耳鸣，头痛头胀，面红目赤，不寐盗汗，腰膝酸软。舌质红少苔，脉弦细数。

【用法】水煎服，每日 1 剂，水煎两次，各 200mL，早晚两次服用，8 周为 1 疗程。

【出处】李田勇. 平肝养心法治疗老年不稳定型心绞痛的临床研究［D］. 山东中医药大学, 2013：19.

53. 知柏地黄汤加减

【组成】知母 9 克　黄柏 9 克　淫羊藿 9 克　丹皮 12 克　地黄 12 克　当归 15 克　生山楂 15 克　炒酸枣仁 30 克　柏子仁 15 克　天麻 15 克　钩藤 15 克　地龙 15 克　绞股蓝 20 克

【功效】清热养阴，滋养肝肾。

【主治】头晕目眩、容易疲劳、失眠多梦，胸闷胸痛。肢体麻木或目干、口燥咽干，腰膝酸痛，耳鸣胁肋隐痛，五心烦热，潮热盗汗。舌红少津、少苔或无苔，脉弦细弱。

【用法】 水煎服，每日 1 剂，水煎两次，各 200mL，早晚两次服用，8 周为 1 疗程。

【出处】 童建云．清热养阴，滋养肝肾法治疗妇女断经前后胸痹［D］．山东中医药大学，2013：22.

54. 软肝降脂胶囊

【组成】 丹参 15 克 生山楂 15 克 生白术 10 克 柴胡 7.5 克 桃仁 10 克 干荷叶 15 克 北五味 10 克 参三七 15 克 猪胆汁 10 克 生牡蛎（先煎）20 克 制大黄 7.5 克 生黄芪 15 克 生白芍 10 克

【功效】 活血祛瘀，化痰通络。

【主治】 胸部闷痛绞痛，刺痛，隐痛，甚则胸痛彻背，轻者可无胸痛症状或仅感胸闷，气短，呼吸不畅。突然发病，时发时止反复发作。常因情志波动，气候变化饮食不节，劳累过度等而诱发。

【用法】 打粉装胶囊，4 粒每次，每日 3 次。

【出处】 吕军．软肝降脂胶囊治疗稳定型心绞痛的临床以及实验研究［D］．南京中医药大学，2014：21.

55. 于志强冠心病从肝论治法

1）

【组成】 柴胡 10 克 川芎 10 克 延胡索 10 克 郁金 10 克 枳壳 10 克 桔梗 10 克 牛膝 10 克 三七粉（冲服）5 克

【功效】 疏肝理气，活血化瘀。

【主治】 心胸闷痛或刺痛，痛有定处，伴两胁肋胀痛，善太息，或脘腹胀满，得嗳气、矢气则舒，舌质黯或有瘀斑，舌苔薄白，脉弦或弦涩。

【加减】 血瘀明显加水蛭 10 克、血竭粉 10 克；纳呆、腹胀明显，加莱菔子 10 克、厚朴 10 克。

【用法】 水煎服，每日 1 剂，水煎两次，各 200mL，早晚两次服用，8 周为 1 疗程。

【出处】 于志强．冠心病从肝论治［J］．辽宁中医学院学报，2000，2（3）：161－162.

2）

【组成】 黄连 5 克 法半夏 10 克 瓜蒌 10 克 生山栀 10 克 天竺黄 10 克 竹茹 10 克 石菖蒲 10 克 郁金 10 克 地龙 10 克

【功效】清肝泄热，化痰行痹。

【主治】心胸闷痛或灼痛，痰多而粘，口干口苦，心烦易怒，恶心呕吐，舌质红苔黄腻，脉弦滑或滑数。

【加减】面红目赤，口苦易怒明显，酌加龙胆草10克；大便秘结，加生大黄（后下）10克。

【用法】水煎服，每日1剂，水煎两次，各200mL，早晚两次服用，8周为1疗程。

【出处】于志强．冠心病从肝论治［J］．辽宁中医学院学报，2000，2（3）：161－162.

3）

【组成】玄参10克　制龟板10克　天麻10克　生石决明30克　钩藤10克　水蛭10克　蜈蚣1条　白芍20克　川楝子10克　苦丁茶10克

【功效】平肝熄风，滋阴活血。

【主治】心胸灼痛，时作时止，眩晕耳鸣，头胀头痛，手足颤抖麻木，口干咽干，心烦易怒，舌质黯红或见瘀点、瘀斑，舌苔少且干，脉弦细或弦细数。

【加减】头胀头痛明显，加川芎10克、菊花10克；眩晕耳鸣明显，加磁朱丸。

【用法】水煎服，每日1剂，水煎两次，各200mL，早晚两次服用，8周为1疗程。

【出处】于志强．冠心病从肝论治［J］．辽宁中医学院学报，2000，2（3）：161－162.

4）

【组成】当归10克　白芍30克　何首乌10克　紫河车10克　枸杞子10克　炒酸枣仁20克　茯神10克　炙甘草10克　川芎10克　柏子仁10克

【功效】养血柔肝，宁心复脉。

【主治】心胸隐痛，遇劳则发，面色少华，心悸乏力，易惊善恐，失眠多梦，舌淡黯苔薄白，脉弦细结代。

【加减】气短自汗、腹胀便溏，加黄芪30克、党参10克、炒白术10克；腰酸足软，加熟地10克、鹿角胶（烊化）10克、怀牛膝10克；大便秘结，加玄参10克、生地10克、郁李仁10克、肉苁蓉10克。

【用法】水煎服，每日1剂，水煎两次，各200mL，早晚两次服用，8周为1疗程。

【出处】于志强．冠心病从肝论治［J］．辽宁中医学院学报，2000，2（3）：161－162.

5)

【组成】巴戟肉 10 克　桂枝 10 克　吴茱萸 10 克　细辛 3 克　沉香 10 克　荜茇 10 克

【功效】温经散寒，暖肝通脉。

【主治】心胸疼痛剧烈，心痛彻背或连及两胁，手足欠温，喜温喜按，舌淡黯苔薄白，脉沉迟或弦紧。

【加减】心胸剧痛明显，冷汗出，宜立即含服苏合香丸，喘促不得卧，加葶苈子 30 克、椒目 10 克、大枣 10 克。

【用法】水煎服，每日 1 剂，水煎两次，各 200mL，早晚两次服用，8 周为 1 疗程。

【出处】于志强．冠心病从肝论治［J］．辽宁中医学院学报，2000，2（3）：161 – 162.

56. 疏肝通脉饮

【组成】柴胡 12 克　白芍 30 克　枳壳 15 克　川芎 15 克　香附 15 克　丹参 30 克　延胡索 30 克　三七粉（冲服）3 克　法半夏 9 克　陈皮 12 克　玫瑰花 12 克

【功效】疏肝解郁，活血通脉，

【主治】胸痛，胸闷，胁肋胀痛；烦躁抑郁，善太息，遇情志不遂时易诱发；恶心，胃脘胀闷不舒，得嗳气或矢气后觉舒，甚则呕吐；心悸；舌质紫黯，苔薄白或白腻，或有瘀点、瘀斑；脉弦涩或结、代。

【用法】水煎服，每日 1 剂，水煎两次，各 200mL，早晚两次服用，8 周为 1 疗程。

【出处】高溪涵．疏肝通脉饮治疗冠心病心绞痛的临床研究［D］．山东中医药大学，2013：13.

57. 疏肝宣痹汤

【组成】柴胡 12 克　川芎 12 克　香附 12 克　枳壳 12 克　郁金 15 克　合欢皮 15 克　降香 12 克　延胡索 15 克　生赤白芍各 12 克　生甘草 6 克

【功效】疏肝解郁，宣痹通脉。

【主治】胸痛、胸闷，胸胁胀满，心悸，唇暗。舌紫暗或有瘀斑，脉涩。

【用法】水煎服，每日 1 剂，水煎两次，各 200mL，早晚两次服用，8 周为 1 疗程。

【出处】顾勇清．疏肝宣痹汤治疗不稳定性心绞痛气滞血瘀证的临床研究［D］．南京中医药大学，2010：15.

58. 宣肺通脉汤

【组成】杏仁 12 克　地龙 10 克　黄芪 10 克　麻黄 9 克　丹参 6 克　红花 6 克　法半夏 5 克　胆南星 5 克　橘红 5 克　瓜蒌 5 克　甘草 3 克　葱白 1 根

【功效】宣肺通脉。

【主治】胸痛及或胸闷，咳嗽，咳痰，心悸，气短，疲倦乏力，舌淡、苔薄白、脉细弱。

【用法】水煎服，每日 1 剂，水煎两次，各 200mL，早晚两次服用，8 周为 1 疗程。

【出处】刘爱平．心肺同治治疗老年冠心病心绞痛的临床研究［D］．山东中医药大学，2008：13.

59. 补肺益气汤

【组成】黄芪 30 克　党参 20 克　麦冬 30 克　丹参 30 克　生山楂 30 克　檀香 12 克　砂仁 6 克　炒酸枣仁 30 克　葛根 24 克　甘草 6 克

【功效】补肺益气，理气活血。

【主治】胸闷、胸痛、心悸气短、自汗、舌淡、苔薄白、脉细弱。

【用法】水煎服，每日 1 剂，水煎两次，各 200mL，早晚两次服用，8 周为 1 疗程。

【出处】王效非，张君，东方，沈艳梅．补肺益气法治疗冠心病心绞痛疗效观察［J］．中国中医急症，2004，13（7）：417－418.

60. 温肺益气方

【组成】黄芪 20 克　丹参 20 克　葛根 20 克　瓜蒌 20 克　薤白 30 克　桂枝 6 克　檀香 6 克　太子参 15 克　麦冬 10 克

【功效】温肺益气，兼化痰瘀。

【主治】胸闷、胸痛、心悸气短、自汗、舌淡、苔薄白、脉细弱。

【加减】咳嗽、咳痰者加桔梗 10 克、橘红 10 克、法半夏 10 克；咳喘或喘憋、下肢水肿者加茯苓 10 克、桑白皮 10 克、葶苈子 10 克。

【用法】水煎服，每日 1 剂，水煎两次，各 200mL，早晚两次服用，8 周为 1 疗程。

【出处】陈萍．刘桂廷从肺论治冠心病心绞痛经验拾粹［J］．实用中医内科杂志，2002，17（2）：52－53.

61. 宣肺通脉汤

【组成】桔梗 12 克　丹参 30 克　黄芪 18 克　五灵脂 6 克　生蒲黄 9 克　延胡索 9

克　瓜蒌 15 克　当归 12 克

【功效】宣肺活血，通脉止痛。

【主治】胸痛及或胸闷。咳嗽，咳痰，心悸，气短，疲倦乏力，便秘。

【加减】心悸、气短重者加党参 10 克、炙甘草 10 克；腰膝酸软重者加牛膝 10 克、狗脊 10 克、熟地 10 克；失眠者加炒酸枣仁 10 克、夜交藤 10 克。

【用法】水煎服，每日 1 剂，水煎两次，各 200mL，早晚两次服用，8 周为 1 疗程。

【出处】陈宋璋，陈允祥，潘少奕. 心肺同治治疗老年冠心病心绞痛临床分析 [J]. 中国医药指南，2011，29（9）：329 - 330.

62. 治肺调气法治疗冠心病方

1）升陷汤合生脉散加减

【组成】黄芪 30 克　党参 10 克　升麻 10 克　柴胡 10 克　麦冬 10 克　前胡 10 克　檀香 10 克　丹参 10 克　丝瓜络 10 克　炙甘草 10 克

【功效】升补宗气。

【主治】胸痹隐隐、时作时止、胸闷短气、自汗、乏力、劳则尤甚，舌质淡胖，苔薄白，脉沉细无力或结代。

【用法】水煎服，每日 1 剂，水煎两次，各 200mL，早晚两次服用，8 周为 1 疗程。

【出处】张毅，范平. 治肺调气法治疗冠心病心绞痛 72 例临床观察 [J]. 吉林中医药，1999，21（1）：13 - 14.

2）乌头赤石脂丸合宽胸丸加减

【组成】乌头（先煎 1 小时）10 克　制附子（先煎 1 小时）10 克　桂心 10 克　细辛 3 克　檀香 10 克　延胡索 10 克　高良姜 10 克　赤石脂 10 克　川芎 10 克

【功效】温肺散寒。

【主治】常因天气骤冷而发病。疼痛较剧（冷痛或绞痛）。胸闷憋气，形寒，手足逆冷，舌质紫暗，脉沉弦。

【用法】水煎服，每日 1 剂，水煎两次，各 200mL，早晚两次服用，8 周为 1 疗程。

【出处】张毅，范平. 治肺调气法治疗冠心病心绞痛 72 例临床观察 [J]. 吉林中医药，1999，21（1）：13 - 14.

3）肃肺化痰方

【组成】瓜蒌 10 克　法半夏 10 克　薤白 10 克　石菖蒲 10 克　桔梗 10 克　前胡 10

克　枳壳 10 克　陈皮 10 克　郁金 10 克　丹参 10 克

【功效】肃肺化痰。

【主治】胸闷如窒心前区或胸骨后憋闷作痛，咳唾短气，舌质紫暗，苔厚腻，脉弦滑。

【用法】水煎服，每日 1 剂，水煎两次，各 200mL，早晚两次服用，8 周为 1 疗程。

【出处】张毅，范平．治肺调气法治疗冠心病心绞痛 72 例临床观察［J］．吉林中医药，1999，21（1）：13 – 14.

4）苏子降气汤加减

【组成】苏子 10 克　橘红 10 克　法半夏 10 克　前胡 10 克　厚朴 10 克　降香 10 克佛手 10 克　枇杷叶 10 克　桔梗 10 克　川芎 10 克　当归 10 克　郁金 10 克

【功效】宣肺降气。

【主治】胸闷憋气，心中痞满，心胸闷痛，气息短促，心悸，舌质淡红，脉弦。病程较短，心绞痛程度较轻，以闷胀为主。

【用法】水煎服，每日 1 剂，水煎两次，各 200mL，早晚两次服用，8 周为 1 疗程。

【出处】张毅，范平．治肺调气法治疗冠心病心绞痛 72 例临床观察［J］．吉林中医药，1999，21（1）：13 – 14.

63. 补肾活血胶囊

【组成】海马　人参　水蛭　土鳖虫　地龙　浙贝母

【用法】制成胶囊。

【功效】补肾活血。

【主治】冠心病心绞痛。

【出处】白厚昌．补肾活血胶囊治疗冠心病 86 例疗效观察［J］．湖南中医杂志，2008，24（4）：3 – 4.

64. 参乌冠心颗粒

【组成】红参　何首乌　枸杞　巴戟天　黄芪　红花　丹参　三七　丹皮

【用法】水煎服，每日 1 剂。

【功效】补肾活血。

【主治】冠心病心绞痛。

【出处】季向东，姜俊香，姜延，等．参乌冠心颗粒治疗冠心病心绞痛肾虚血瘀证 60 例临床观察［J］．广州中医药大学学报，2008，25（5）：391 – 394.

65. 益气活血补肾汤

【组成】黄芪 30 克　党参　丹参　淫羊藿　桑寄生各 15 克　川芎　当归　菟丝子各 10 克

【用法】水煎服，每日 1 剂。

【功效】益气活血补肾。

【主治】冠心病心绞痛。

【出处】王昊睿，刘中华，袁安东. 益气活血补肾汤治疗冠心病不稳定性心绞痛临床观察 [J]. 湖北中医杂志，2007，29（8）：27 – 28.

66. 补肾活血汤

【组成】鹿衔草 15 克　瓜蒌 15 克　川芎 10 克　三七 15 克　丹参 15 克　甘草 6 克

【用法】水煎服，每日 1 剂。

【功效】补肾活血。

【主治】冠心病心绞痛。

【出处】罗升良. 自拟补肾活血汤联合西药治疗冠心病心绞痛 30 例疗效观察 [J]. 云南中医中药杂志，2010，31（8）：47 – 48.

67、补肾化瘀方

【组成】淫羊藿 15 克　桂枝 15 克　黄芪 30 克　太子参 15 克　麦冬 15 克　五味子 10 克　丹参 15 克　赤芍 15 克　川芎 15 克　红花 10 克　当归 10 克

【用法】水煎服，每日 1 剂。

【功效】补肾化瘀。

【主治】冠心病心绞痛。

【加减】随症加味，阳虚重加附片 10 克，炙甘草 10 克；血瘀胸痛重者加土鳖虫 10 克，延胡索 15 克；痰浊加瓜蒌 15 克，薤白 15 克；心悸怔忡加炒酸枣仁 10 克，琥珀 5 克；血脂异常加山楂 15 克，或草决明 15 克。

【出处】鲁厚年. 补肾化瘀法治疗冠心病心绞痛 48 例 [J]. 中医中药，2009，47（2）：73 – 74.

68. 补肾益心丸

【组成】淫羊藿 15 克　女贞子 12 克　丹参 15 克　茯苓 10 克　川芎 10 克　石菖蒲 10 克　葛根 15 克　生蒲黄 10 克

【用法】大蜜丸，每丸 9 克。

【功效】补肾益心。

【主治】冠心病心绞痛。

【出处】孙海燕．补肾益心丸治疗冠心病心绞痛临床观察［D］．山东中医药大学，2007：22.

69. 舒心汤

【组成】淫羊藿 15 克　制首乌 20 克　山茱萸 6 克　怀牛膝 10 克　麦冬 12 克　当归 15 克　瓜蒌 10 克　薤白 10 克　丹参 15 克

【用法】水煎服，每日 1 剂。

【功效】补肾活血。

【主治】冠心病心绞痛。

【加减】若睡眠欠佳者加酸枣仁 30 克；合并心功能不全者加炒葶苈子 30 克，黄芪 30 克，鲜生姜 10 克；合并高血压者合用钩藤散，药如：天麻 15 克，钩藤 15 克（后下），黄芩 10 克，菊花 10 克等；合并糖尿病加天花粉 15 克。

【出处】张治祥．舒心汤治疗冠心病心绞痛的临床研究［J］．现代中医药，2005，35（1）：17－18.

二、冠心病变异型心绞痛良方

变异型心绞痛为自发性心绞痛的一种。可导致急性心肌梗死及严重心律失常，甚至心室颤动及猝死。存在静息性心绞痛的患者，如果同时合并一过性 ST 段抬高，而冠脉造影未见明显固定病变，可诊断为典型变异型心绞痛。但是，对于大多数患者，很难捕捉到典型的一过性心电图变化（ST 段抬高或压低）。在冠脉造影时，出现血管（"正常冠脉"或粥样硬化性狭窄部位）一过性狭窄或闭塞，如果应用扩冠药物后狭窄或闭塞能够很快消失，或自行消失，同时能够除外导管局部刺激，则可以考虑存在冠脉痉挛。激发试验对冠脉痉挛诊断价值较大，但是存在一定风险，有可能导致严重的心律失常、休克、甚至死亡。治疗时遵循胸痹胸痛的治疗法则，以芳香辛通为主。

1. 芳香温通方

【组成】桂枝 3 克　细辛 2 克　木香 6 克（后下）　檀香 3 克（后下）　高良姜 6 克　淫羊藿 10 克　补骨脂 10 克　黄精 15 克　川芎 10 克　延胡索 10 克　甘草 6 克

【功效】芳香温通。

【主治】胸痛甚，遇寒常发，疲乏，气短，身寒，肢凉，舌淡胖或有齿痕，脉沉细或迟。

【加减】腰肢冷，夜尿频数，去桂枝加肉桂 2 克或制附子（先煎）3 克；舌质紫黯，或有瘀点、瘀斑，加丹参 15 克，三七粉（冲服）3 克；胸脘痞满，苔厚腻，脉滑，加瓜蒌皮10克，陈皮9克；伴心悸、怔忡者加酸枣仁15克，生龙齿（先煎）30克。

【用法】水煎服，每日1剂，水煎两次，各200mL，早晚两次服用，8周为1疗程。

【出处】杨清华.芳香温通法为主治疗变异型心绞痛37例［J］.广西中医药，1998，22（3）：15-16.

2. 自拟方

【组成】丹参12克　茯苓18克　甘草6克　大枣7枚　当归15克　白芍12克　麦冬12克　桂枝8克　延胡索10克　川芎10克　五味子10克　煅龙骨（先煎）15克

【功效】活血化瘀，温通经脉。

【主治】清晨或夜半时或某固定时间胸部刺痛，大汗淋漓，难以忍受，持续几秒至十几分钟不等，乏力疲倦，心悸气短，精神萎靡，舌淡胖或有齿痕，脉沉细或迟。

【加减】如果患者乏力严重加黄芪30克，人参10克；失眠加酸枣仁10克、远志10克、合欢花10克；胸闷气短加瓜蒌10克、薤白10克；心气虚加麦冬10克、五味子10克。

【用法】水煎服，每日1剂，水煎两次，各200mL，早晚两次服用，8周为1疗程。

【出处】朱登攀.中西医结合治疗变异型心绞痛的疗效与安全性［J］.中医临床研究，2013，23（1）：67-68.

3. 三七益心汤

【组成】参三七4.5克（研末，冲服）　太子参15克　茯苓10克　丹参10克　川芎10克　延胡索12克　桂枝9克　生龙骨（先煎）15克　菖蒲10克　远志10克　麦冬10克　五味子9克　炙甘草9克

【功效】补益心气，安神定志。

【主治】胸痛甚，遇寒常发，疲乏，气短，身寒，肢凉，舌淡胖或有齿痕，脉沉细或迟。

【加减】舌红少津者，加重麦冬与五味子用量至20-30克；失眠心悸，加酸枣仁30克；伴有胸闷、憋气，加瓜蒌10克、薤白10克；乏力者则加黄芪30克。

【用法】水煎服，每日1剂，水煎两次，各200mL，早晚两次服用，8周为1疗程。

【出处】周大林.自拟三七益心汤配合西药治疗变异型心绞痛32例临床观察

〔J〕. 淮海医药, 2009, 27（5）：427－428.

三、急性心肌梗死方

急性心肌梗死是冠状动脉急性、持续性缺血缺氧所引起的心肌坏死。临床上多有剧烈而持久的胸骨后疼痛，休息及硝酸酯类药物不能完全缓解，伴有血清心肌酶活性增高及进行性心电图变化，可并发心律失常、休克或心力衰竭，常可危及生命。约半数以上的急性心肌梗死患者，在起病前 1~2 天或 1~2 周有前驱症状，最常见的是原有的心绞痛加重，发作时间延长，或对硝酸甘油效果变差；或继往无心绞痛者，突然出现长时间心绞痛。典型的心肌梗死症状包括：1. 突然发作剧烈而持久的胸骨后或心前区压榨性疼痛：休息和含服硝酸甘油不能缓解，常伴有烦躁不安、出汗、恐惧或濒死感。2. 少数患者无疼痛：一开始即表现为休克或急性心力衰竭。3. 部分患者疼痛位于上腹部：可能误诊为胃穿孔、急性胰腺炎等急腹症；少数患者表现颈部、下颌、咽部及牙齿疼痛，易误诊。4. 神志障碍：可见于高龄患者。5. 全身症状：难以形容的不适、发热。6. 胃肠道症状：表现恶心、呕吐、腹胀等，下壁心肌梗死患者更常见。7. 心律失常：见于 75%~95% 患者，发生在起病的 1~2 周内，以 24 小时内多见，前壁心肌梗死易发生室性心律失常，下壁心肌梗死易发生心率减慢、房室传导阻滞。8. 心力衰竭：主要是急性左心衰竭，在起病的最初几小时内易发生，也可在发病数日后发生，表现为呼吸困难、咳嗽、发绀、烦躁等症状。9. 低血压、休克：急性心肌梗死时由于剧烈疼痛、恶心、呕吐、出汗、血容量不足、心律失常等可引起低血压，大面积心肌梗死（梗死面积大于 40%）时心排血量急剧减少，可引起心源性休克，收缩压 <80mmH 克面色苍白，皮肤湿冷，烦躁不安或神志淡漠，心率增快，尿量减少（<20mL/h）。中医治疗以通脉止痛救急为主。

1. *蒌薤桃红汤*

【组成】 瓜蒌 10 克　桃仁 9 克　郁金 10 克　香附 10 克　法半夏 10 克　全当归 10 克　薤白 6 克　红花 6 克　橘红 6 克　丹参 15 克　茯苓 12 克　生山楂 12 克

【功效】 活血化瘀，理气止痛。

【主治】 急性心肌梗死。症见胸痛引臂彻背，胸闷气促，得饮则作恶欲吐，苔白腻，脉细滑。

【用法】 1 剂，水急煎，取 200mL，顿服。

【出处】 柴国钊主编. 中华当代名医妙方精华〔M〕. 长春：长春出版社，1993：65.

2. 攻逐痰瘀方

【组成】酒大黄 10 克　全瓜蒌 30 克　当归 10 克　丹参 30 克　赤芍 15 克　枳实 10 克

【功效】活血逐瘀，通腑泄浊。

【主治】适用于无严重并发症的一般心肌梗死。

【用法】1 剂，水急煎，取 200mL，顿服。

【出处】衷敬柏，涂秀华，张京春，钱红宇，苗阳，徐铭渔. 早期应用攻逐痰瘀方治疗急性心肌梗死疗效观察 [J]. 上海中医药杂志，2000，46（4）：26 - 27.

3. 通梗方

【组成】九香虫 10 克　五灵脂 10 克　延胡索 15 克　香附 10 克　丹参 12 克　三七粉（研末，分 2 次送服）3 克　木香 6 克

【功效】活血通络。

【主治】慢性心肌梗死。

【用法】1 剂，水急煎，取 200mL，顿服。

【出处】柴国钊主编. 中华当代名医妙方精华 [M]. 长春：长春出版社，1993：65.

4. 心梗宁方

【组成】红参 6 克　黄芪 20 克　麦冬 10 克　五味子 10 克　丹参 20 克　川芎 15 克　全瓜蒌 10 克　石菖蒲 10 克　炙甘草 10 克

【功效】益气养阴，行气活血。

【主治】适用于急性心肌梗死，中医辨证属气虚血瘀证。

【用法】1 剂，水急煎，取 200mL，顿服。

【出处】闻留瑞，郭伟，吴志学. 自拟心梗宁汤治疗急性心肌梗塞疗效观察 [J]. 辽宁中医杂志，2002，45（9）：548.

5. 养心汤

【组成】白参 12 克　山茱萸 12 克　瓜蒌 12 克　制附片 6 克　红花 6 克　麦冬 18 克　当归 18 克　法半夏 10 克　生大黄 9 克　黄连 3 克

【功效】益气温阳，养阴活血。

【主治】心肌梗死，症见胸闷神倦，动则汗出，畏寒，便秘，脉细迟。

【用法】1 剂，水急煎，取 200mL，顿服。

【出处】柴国钊主编. 中华当代名医妙方精华 [M]. 长春：长春出版社，1993：66.

6. 益心活血方

【组成】黄芪30克　人参10克　麦冬15克　当归15克　赤芍15克　郁金15克　红花12克　桂枝9克　丹参30克　川芎10克　枳实10克　法半夏10克

【功效】补益心气，活血通脉。

【主治】心肌梗死，症见心前区突发持续性剧痛，可伴发呕吐，大汗淋漓，四肢厥冷，紫绀，脉细弱。

【用法】1剂，水急煎，取200mL，顿服。

【出处】罗新民，郭鲜贞.益心活血汤为主治疗急性心肌梗塞42例［J］.中国中医急症，2002，11（5）：404.

7. 愈梗通瘀汤

【组成】生晒参10克　生黄芪15克　丹参15克　当归10克　延胡索10克　川芎10克　藿香12克　佩兰10克　陈皮10克　法半夏10克　生大黄6克

【功效】扶正益气，活血定痛。

【主治】心肌梗死急性期及愈合期。

【用法】1剂，水急煎，取200mL，顿服。

【出处】李宝顺主编.名医名方录［M］.北京：华艺出版，1990：55.

8. 心梗救逆汤

【组成】红参15克　制附片15克　山茱萸10克　当归18克　全瓜蒌12克　薤白6克　红花6克　煅龙骨（先煎）30克　煅牡蛎（先煎）30克　绛香6克

【功效】回阳救逆，理气活血。

【主治】急性心肌梗死，心源性休克。症见突发心前区绞痛，头晕，随即昏倒，面色苍白，神志不清，小便自遗，冷汗湿衣，四肢厥冷，舌淡苔薄白，脉细欲绝。

【用法】1剂，水急煎，取200mL，顿服。

【出处】柴国钊主编.中华当代名医妙方精华［M］.长春：长春出版社，1993：66.

9. 舒心消痛汤

【组成】瓜蒌子10克　郁金10克　苏罗子10克　延胡索10克　丹参15克　川芎10克　失笑散12克　细辛3克

【功效】温通散寒，活血通脉。

【主治】心肌梗死，症见心胸憋闷作痛，痛甚则连及上肩背，心悸息促，日久不愈，反复发作，舌质紫暗，或有瘀点瘀斑，舌苔腻，脉弦紧或细涩。

【用法】1剂，水急煎，取200mL，顿服。

【出处】崔应珉主编.中华名医名方新传·心血管病［M］.郑州：郑州大学出版社，1997：225.

10. 心梗合剂

【组成】瓜蒌25克　法半夏15克　黄连7.5克　枳实15克　厚朴10克　郁金15克　延胡索15克　当归20克　川芎15克　赤芍15克　桃仁10克　红花10克　莱菔子25克

【功效】清热化痰，活血祛瘀。

【主治】急性心肌梗死，症见胸闷胸痛，兼见口干口苦，恶心，腹胀便干，舌燥，舌质紫暗，苔黄腻，脉弦劲或滞涩。

【用法】1剂，水急煎，取200mL，顿服。

【出处】谢兆华，曲德萍.心梗合剂治疗急性心肌梗塞61例［J］.中国中医急症，2002，11（1）：58－59.

11. 田七黄芪汤

【组成】三七10～15克　黄芪50～100克

【功效】益气活血。

【主治】急性心肌梗死，症见前区突发持续性剧痛，可伴发呕吐，大汗淋漓，四肢厥冷，紫绀，脉细弱。

【用法】1剂，水急煎，取200mL，顿服。

【出处】叶镇鹏，黄俊益.中西医结合治疗急性心肌梗塞47例临床分析［J］.中国中医急症，2005，14（4）：300－301.

12. 参七汤

【组成】高丽参10～20克　三七10～15克

【功效】益气活血。

【主治】急性心肌梗死，症见前区突发持续性剧痛，可伴发呕吐，大汗淋漓，四肢厥冷，紫绀，脉细弱。

【用法】1剂，水急煎，取200mL，顿服。

【出处】叶镇鹏，黄俊益.中西医结合治疗急性心肌梗塞47例临床分析［J］.中国中医急症，2005，14（4）：300－301.

13. 当归芍药散加减

【组成】当归15克　川芎20克　白芍10克　茯苓15克　泽泻10克　白术10克　夏枯草10克　女贞子10克　制首乌10克　瓜蒌10克　生山楂10克　丹参10克　陈皮10克

【功效】活血止痛。

【主治】急性心肌梗死，症见前区突发持续性剧痛，可伴发呕吐，大汗淋漓，四肢厥冷，紫绀，脉细弱。

【加减】低血压状态甚至休克者服用生脉四逆汤加肉桂 6 克；舌红口干心烦者加玄参 10 克，麦门冬 10 克，沙参 10 克，生地黄 10 克；汗出较多者加山茱萸肉 10 克，五味子 10 克，黄芪 30 克；心痛明显口服苏合香丸 1 丸，每日 2 次；大便不通加火麻仁 10 克，番泻叶 10 克；舌暗瘀血重者加莪术 10 克，水蛭 10 克，赤芍 10 克；心功能不全加酸枣仁 10 克，首乌藤 30 克。

【用法】1 剂，水急煎，取 200mL，顿服。

【出处】李晓芳，汤凤池．当归芍药散加减治疗急性心肌梗塞临床观察 ［J］．中国中医急症，2014，23（9）：1637 - 1638 + 1647.

14. 归脾汤加减

【组成】白术 10 克　当归 10 克　白茯苓 10 克　黄芪 30 克　龙眼肉 10 克　远志 10 克　酸枣仁（炒）15 克　木香 6 克　甘草（炙）6 克　人参 10 克　川芎 10 克　赤芍 10 克　三七 3 克

【功效】振奋心阳，补脾益气。

【主治】心肌梗死恢复期，症见心悸，胸闷，神疲乏力，懒言少动，四末不温，口淡不渴，胸脘不适，纳呆，大便溏软或先干后溏，小便清长，舌淡胖有齿印，苔白厚，脉沉弱或结代。

【加减】阳虚寒盛加干姜 6 克、薤白 10 克、桂心 6 克；胸脘不适、大便溏软明显加砂仁 6 克、香附 6 克、苍术 10 克、台乌 6 克、枳壳 6 克。

【用法】1 剂，水急煎，取 200mL，顿服。

【出处】叶镇鹏，黄俊益．中西医结合治疗急性心肌梗塞 47 例临床分析 ［J］．中国中医急症，2005，24（4）：300 - 301.

15. 保元汤加味

【组成】炙黄芪 30 克　人参 10 克　炙甘草 10 克　川芎 10 克　肉桂 6 克　白术 10 克　制附子（先煎）10 克　仙茅 10 克　淫羊藿 10 克　补骨脂 10 克　鹿茸 6 克　菟丝子 15 克　赤芍 10 克　三七 3 克

【功效】温肾壮阳，强心益气。

【主治】心肌梗死恢复期，症见心悸，胸闷，神疲嗜睡，气短乏力，形寒肢冷，面色晦暗，腰膝酸软，大便软或排便无力或五更泄泻，小便清，舌暗淡苔白，脉沉弱，沉迟或结代。

【加减】便秘加肉苁蓉 20 克、胡麻仁 15 克。

【用法】1 剂，水急煎，取 200mL，顿服。

【出处】叶镇鹏，黄俊益．中西医结合治疗急性心肌梗塞 47 例临床分析 ［J］．中国中医急症，2005，24（4）：300－301.

16. 四君子汤合生脉散加减

【组成】人参 15 克　麦冬 15 克　五味子 10 克　白术 10 克　茯苓 10 克　炙甘草 10 克　黄芪 60 克　川芎 10 克　赤芍 10 克　三七 3 克

【功效】益气养心。

【主治】心肌梗死恢复期，症见心悸，胸闷，动则益甚，气短声低，神疲乏力，寐差，面色㿠白，舌淡红苔薄白，脉沉弱或结代。

【加减】心悸明显加柏子仁 15 克、龙骨（先煎）30 克、牡蛎（先煎）30 克、远志 10 克；胸闷甚加丹参 15 克、郁金 10 克、枳壳 10 克、石菖蒲 15 克。

【用法】1 剂，水急煎，取 200mL，顿服。

【出处】叶镇鹏，黄俊益．中西医结合治疗急性心肌梗塞 47 例临床分析 ［J］．中国中医急症，2005，24（4）：300－301.

17. 香砂六君子汤合瓜蒌薤白半夏汤加减

【组成】人参 10 克　白术 10 克　茯苓 10 克　甘草 6 克　陈皮 10 克　法半夏 10 克　砂仁 6 克　木香 6 克　瓜蒌实 15 克　薤白 10 克　白酒 70mL　川芎 10 克　赤芍 10 克　三七 10 克

【功效】祛痰化湿，理气开闭。

【主治】心肌梗死恢复期，症见胸脘痞闷，面多油垢，或形体肥胖，痰涎壅盛，肢体困倦，头晕重，口不渴或渴不喜饮，舌淡胖苔白厚滑腻，脉滑或濡。

【加减】痞闷甚加石菖蒲 10 克、郁金 10 克、枳实 10 克、厚朴 10 克；痰涎壅盛加泽泻 10 克、猪苓 10 克、薏苡仁 30 克、苍术 10 克、天南星 10 克；有热象加黄连 6 克、黄芩 6 克、白茅根 10 克。

【用法】1 剂，水急煎，取 200mL，顿服。

【出处】叶镇鹏，黄俊益．中西医结合治疗急性心肌梗塞 47 例临床分析 ［J］．中国中医急症，2005，14（4）：300－301.

18. 炙甘草汤加减

【组成】炙甘草 10 克　生姜 9 克　桂枝 10 克　人参 10 克　干地黄 30 克　阿胶 6 克　麦门冬 10 克　麻仁 10 克　大枣 10 枚　川芎 10 克　赤芍 10 克　三七 10 克

【功效】滋阴益气，养心安神。

【主治】心肌梗死恢复期，症见心悸，胸闷，气短乏力，口干舌燥，失眠多梦，大便干结，小便短，舌淡红苔，脉沉细弱。

【加减】失眠多梦明显加浮小麦 30 克、龙齿（先煎）30 克、珍珠母 15 克、合欢花 6 克；大便干结加火麻仁 15 克、郁李仁 10 克、松子仁 10 克、制首乌 15 克。

【用法】1 剂，水急煎，取 200mL，顿服。

【出处】叶镇鹏，黄俊益. 中西医结合治疗急性心肌梗塞 47 例临床分析［J］. 中国中医急症，2005，14（4）：300－301.

19. 化浊解毒活血汤

【组成】砂仁 15 克　紫豆蔻 15 克　白花蛇舌草 15 克　半枝莲 10 克　丹参 15 克　川芎 15 克　全蝎 6 克　甘松 10 克

【功效】化浊解毒，活血止痛。

【主治】心肌梗死恢复期，症见胸痛，胸闷，气短乏力，舌质红或红绛或紫，苔腻，脉弦滑或细滑，大便干结或黏腻不爽。

【用法】1 剂，水急煎，取 200mL，顿服。

【出处】高俊娈，张铁军，崔欣欣，张彩萍，孙会芳. 化浊解毒活血方治疗冠心病急性心肌梗塞后心律失常 40 例［J］. 中国中医急症，2011，20（3）：445－446.

20. 血府逐瘀汤加减

【组成】人参 6 克　桂枝 10 克　黄芪 20 克　炙甘草 12 克　白芍 12 克　法半夏 15 克　薤白 15 克　当归 15 克　生地黄 15 克　桃仁 10 克　红花 6 克　枳壳 10 克　柴胡 6 克　桔梗 8 克　川芎 12 克　川牛膝 15 克

【功效】活血化瘀，行气止痛。

【主治】心肌梗死后，症见胸闷、胸痛，舌质紫暗，有瘀斑瘀点，苔白，脉涩、结、代。

【加减】胸痛甚加降香 10 克、郁金 10 克、延胡索 10 克；头晕、目眩、舌麻肢麻、面部烘热者加制何首乌 15 克、女贞子 15 克、钩藤 10 克、生龙骨（先煎）30 克、生牡蛎（先煎）30 克；伴大便不通者加生地 15 克、玄参 15 克、麦冬 15 克心律失常、心率快者加紫石英 15 克、龙齿（先煎）20 克；心房纤颤者加柏子仁 10 克、仙鹤草 15 克。

【用法】1 剂，水急煎，取 200mL，顿服。

【出处】姜冰. 中西医结合治疗冠心病心肌梗塞后心绞痛 26 例［J］. 中国中医急症，2007，16（7）：869－870.

（杨　柳　吴彬才　袁　倩）

第三节　心律失常良方

心律失常是由于窦房结激动异常或激动产生于窦房结以外，激动的传导缓慢、阻滞或经异常通道传导，即心脏活动的起源和（或）传导障碍导致心脏搏动的频率和（或）节律异常。心律失常是心血管疾病中重要的一组疾病。它可单独发病亦可与其他心血管病伴发。可突然发作而致猝死，亦可持续累及心脏而衰竭。轻度的窦性心动过缓，窦性心律不齐，偶发的房性期前收缩，一度房室传导阻滞等对血流动力学影响甚小，故无明显的临床表现，较严重的心律失常，如病窦综合征，快速心房颤动，阵发性室上性心动过速，持续性室性心动过速等，可引起心悸、胸闷、头晕、低血压、出汗，严重者可出现晕厥，阿－斯综合征，甚至猝死，由于心律失常的类型不同，临床表现各异，主要有以下几种表现：

1. 冠状动脉供血不足的表现：各种心律失常均可引起冠状动脉血流量降低，各种心律失常虽然可以引起冠状动脉血流降低，但较少引起心肌缺血，然而，对有冠心病的患者，各种心律失常都可以诱发或加重心肌缺血，主要表现为心绞痛，气短，周围血管衰竭，急性心力衰竭，急性心肌梗死等。

2. 脑动脉供血不足的表现：不同的心律失常对脑血流量的影响也不同。脑血管正常者，上述血流动力学的障碍不致造成严重后果，倘若脑血管发生病变时，则足以导致脑供血不足，其表现为头晕，乏力，视物模糊，暂时性全盲，甚至于失语，瘫痪，抽搐，昏迷等一过性或永久性的脑损害。

3. 肾动脉供血不足的表现：心律失常发生后，肾血流量也发生不同的减少，临床表现有少尿，蛋白尿，氮质血症等。

4. 肠系膜动脉供血不足的表现：快速心律失常时，血流量降低，肠系膜动脉痉挛，可产生胃肠道缺血的临床表现，如腹胀，腹痛，腹泻，甚至发生出血，溃疡或麻痹。

5. 心功能不全的表现：主要为咳嗽，呼吸困难，倦怠，乏力等。

一、快速型心律失常

1. 快律宁合剂

【组成】生地黄 15 克　当归 12 克　黄连 6 克　苦参 15 克　酸枣仁 12 克　柏子仁 12 克

【功效】滋阴养血，清火安神。

【主治】快速型心律失常，症见：心悸，心烦少寐，头晕耳鸣，腰膝酸软，手足心热，口干，舌红少苔，脉促、结代。

【用法】每次口服25mL，每日3次。

【出处】姚莉．快律宁合剂治疗快速心律失常的临床研究［D］．山东中医药大学，2003：21.

2. 安律汤

【组成】苦参15克　丹参15克　太子参15克　麦冬15克　黄连10克　广三七6克　琥珀3克

【功效】补气生津，益心复脉。

【主治】快速型心律失常，症见：心悸，心烦少寐，头晕耳鸣，腰膝酸软，手足心热，口干，舌红少苔，脉促、结代。

【加减】对气虚轻证用太子参15克，气虚重证用红参10克；气阴两虚用西洋参10克，加五味子10克；阴虚火旺加生地10克、玄参10克、知母10克；热盛加生栀子10克、黄芩6克；气滞加郁金10克、柴胡10克；血瘀加水蛭胶囊2粒、桃仁10克、红花10克；痰热扰心加天竺黄10克、胆南星10克、竹沥汁10mL。

【用法】水煎服，每日1剂，水煎两次，各200mL，早晚两次服用，4周为1疗程。

【出处】严永琴．李松林治疗心律失常的经验［J］．陕西中医学院学报，2001，24（1）：15－16.

3. 定心汤

【组成】苦参10克　黄连6克　酸枣仁15克　茯苓10克　党参15克　灵芝菌10克　丹参15克　三七3克　赤芍10克　瓜蒌15克

【功效】清热泻火，活血祛瘀。

【主治】快速型心律失常，症见：心悸不宁、气短乏力、头晕目眩、胸闷疼痛、自汗盗汗、五心烦热、失眠不寐，舌质淡或偏红、苔薄白或少苔，脉结代。

【用法】水煎服，每日1剂，水煎两次，各200mL，早晚两次服用，4周为1疗程。

【出处】贾钰华，孙学刚，赵晓山，张丽华，贾满盈，李崇信．南方地区心律失常病证特点与中医药防治的临床研究［J］．中医杂志，2003，53（3）：202－204+164.

4. 滋阴宁心饮

【组成】炒酸枣仁 15 克　生地 15 克　川芎 10 克　知母 10 克　龟甲 15 克　黄连 6 克　茯苓 10 克　延胡索 10 克　女贞子 15 克　甘松 10 克　莲子心 5 克　炙甘草 6 克

【功效】滋阴降火，宁心安神。

【主治】快速型心律失常，症见：胸闷、心悸、五心烦热、盗汗、口干，胸痛、失眠多梦、头晕耳鸣、腰膝酸软、大便秘结，舌质红、少苔、脉象沉、细、数或促、结代。

【用法】水煎服，每日 1 剂，水煎两次，各 200mL，早晚两次服用，4 周为 1 疗程。

【出处】李明婷. 交通心肾法治疗冠心病快速性心律失常（阴虚火旺型）的临床研究［D］. 山东中医药大学，2014：22.

5. 安心定悸汤

【组成】丹参 15 克　当归 15 克　黄芪 30 克　党参 30 克　麦冬 10 克　五味子 10 克　瓜蒌 20 克　薤白 12 克　法半夏 12 克　桂枝 10 克

【功效】益气通阳，化瘀逐痰。

【主治】快速型心律失常，症见：心悸、气短、头晕、怕冷、四肢不温、面色黎黑，肌肤甲错、唇暗、舌淡胖有瘀斑、脉微而涩。

【加减】阳虚甚者，加制附子（先煎）6 克；血瘀甚者，重用丹参 30 克，加红花 6 克。

【用法】水煎服，每日 1 剂，水煎两次，各 200mL，早晚两次服用，4 周为 1 疗程。

【出处】王坚，李旭. 安心定悸汤改善快速性心律失常患者心率、血压及血液流变指标的作用［J］. 中国临床康复，2006，47（10）：147 - 149.

6. 平冲饮

【组成】川桂枝 15 克　炙甘草 10 克　生龙骨（先煎）15 克　生牡蛎（先煎）15 克　党参 10 克　麦冬 10 克　五味子 10 克　川黄连 10 克　酸枣仁 15 克　紫石英（先下）15 克　延胡索 10 克　蝉衣 10 克　磁石（先下）15 克

【功效】温通心阳，镇静定悸，益气养阴。

【主治】快速型心律失常，症见：心痛，短气，心悸，自汗，口干少津，舌红、少苔，脉弦细无力或结代。

【用法】水煎服，每日 1 剂，水煎两次，各 200mL，早晚两次服用，4 周为 1 疗程。

【出处】李玲孺，倪诚，姚海强，张曾亮，张惠敏，王济，李英帅，俞若熙，宋昊翀，陈雪梅，焦招柱，许璇璇，孙冉冉，杨菲，王琦．第十三讲心律失常的中医治疗［J］．中医药通报，2014，13（1）：3-10.

7. 定律汤

【组成】炙甘草12克　小麦30克　大枣（掰开）7颗　党参10克　麦冬12克　丹参15克　龙骨（先煎）20克　牡蛎（先煎）20克　瓜蒌20克　黄芩6克

【功效】益气养阴，安神定悸。

【主治】冠心病快速型心律失常，症见：心痛，短气，心悸，自汗，口干少津，舌红、少苔，脉弦细无力或结代。

【用法】水煎服，每日1剂，水煎两次，各200mL，早晚两次服用，4周为1疗程。

【出处】程红，王海焱，李亚男，曹阳．定律汤联合西药治疗冠心病心律失常临床观察［J］．上海中医药杂志，2011，57（08）：31-33.

8. 平脉定悸方

【组成】炙甘草10克　党参10克　桂枝10克　苦参10克　丹参20克　川芎10克　五味子10克　炒酸枣仁10克　赤芍10克　磁石（先煎）10克　生龙牡（先煎）各20克

【功效】温阳益气，镇静安神。

【主治】快速型心律失常，症见：自觉心慌不安，心跳剧烈，神情紧张，不能自主，心搏或快速，或缓慢或心跳过重，忽跳忽止，呈阵发性或持续不止，伴有胸闷不适，易激动，少寐多汗，气短乏力，头晕心烦，脉数、促、结、代。

【用法】水煎服，每日1剂，水煎两次，各200mL，早晚两次服用，4周为1疗程。

【出处】吕晓莉．平脉定悸复方治疗快速心律失常（气阴两虚型）的临床研究［D］．辽宁中医药大学，2012：20.

9. 平心定悸汤

【组成】生地30克　炙甘草12克　黄芪30克　麦冬30克　党参30克　黄连15克　五味子9克　甘松30克　丹参15克　炒酸枣仁30克　桂枝9克

【功效】益气养阴，宁心安神。

【主治】快速型心律失常，症见：心悸不宁、气短乏力、头晕目眩、胸闷疼痛、自汗盗汗、五心烦热、失眠不寐，舌质淡或偏红、苔薄白或少苔，脉结代。

【用法】水煎服，每日1剂，水煎两次，各200mL，早晚两次服用，4周为1

疗程。

【出处】刘江.平心定悸汤对气阴两虚证快速性心律失常的临床疗效研究［D］.山东中医药大学，2014：18.

10. 芪桂益脉灵

【组成】黄芪100克　桂枝10克　苦参20克　三七15克　黄连6克　龙齿（先煎）20克　党参25克　麦冬15克　五味子15克　炒酸枣仁20克

【功效】益气养阴，清热安神。

【主治】快速型心律失常，症见：心悸不宁、气短乏力、头晕目眩、胸闷疼痛、自汗盗汗、五心烦热、失眠不寐，舌质淡或偏红、苔薄白或少苔，脉结代。

【用法】水煎服，每日1剂，水煎两次，各200mL，早晚两次服用，4周为1疗程。

【出处】徐京育.芪桂益脉灵抗快速心律失常的临床与实验研究［D］.黑龙江中医药大学，2003.

11. 调脉饮

【组成】丹皮10克　赤芍10克　黄连6克　太子参15克　麦冬10克　五味子10克　香附10克　香橼10克　川芎10克　丹参20克

【功效】凉血清热，益气养心。

【主治】快速型心律失常，症见：心悸不宁、气短乏力、头晕目眩、胸闷疼痛、自汗盗汗、五心烦热、失眠不寐，舌质淡或偏红、苔薄白或少苔，脉结代。

【用法】水煎服，每日1剂，水煎两次，各200mL，早晚两次服用，4周为1疗程。

【出处】解欣然，易京红，王军，何薇，张知非，李静.调脉饮拆方抗心律失常作用的研究［J］.中国实验方剂学杂志，2011，17（02）：109－112.

12. 心悸1号方

【组成】生地30克　当归20克　红参9克　三七粉（冲服）3克　白芍15克　紫石英30克　虎杖20克　黄连9克　柏子仁15克　炒酸枣仁30克　知母15克

【功效】滋阴养血，泻火安神。

【主治】快速型心律失常，症见：心悸不宁，思虑劳心，心悸尤甚，心烦，胸闷气短，倦怠乏力，头晕目眩，少寐多梦，五心烦热，面赤，盗汗，口干，便秘，溲赤。舌质红少津，苔少或无苔，脉细数或结代。

【用法】水煎服，每日1剂，水煎两次，各200mL，早晚两次服用，4周为1疗程。

【出处】刘梅．心悸 1 号方治疗快速型心律失常阴虚火旺证的临床研究［D］．山东中医药大学，2013：15．

13. 益气养阴方

【组成】黄芪20克　赤芍20克　党参15克　麦冬15克　莪术15克　郁金15克　丹参15克　苦参15克　连翘15克　五味子8克　黄连10克　甘草10克

【功效】益气养阴。

【主治】快速型心律失常，症见：心悸，气短，乏力；或自汗，畏风，易感冒；或口干，烦躁，失眠多梦，便秘；舌红少苔或无苔，脉细数、或促、结、代。

【用法】水煎服，每日 1 剂，水煎两次，各 200mL，早晚两次服用，4 周为 1 疗程。

【出处】李敏．杨明会教授治疗心律失常经验［J］．中华中医药杂志，2011，16（8）：752 - 755.

14. 养心定悸冲剂

【组成】生地15克　麦冬10克　黄连6克　竹叶10克　栀子10克　沙参10克　苦参20克　远志10克

【功效】养心安神，养阴清热。

【主治】快速型心律失常，症见：自觉心中急剧跳动、惊慌不安、不能自主，气短乏力、神倦懒言，脉促、结、代、数、疾。

【用法】每次 15 克，每日 3 次

【出处】邢月朋，张伟，于惠卿，刘真，邢峰丽．养心定悸冲剂治疗快速性心律失常的临床研究［J］．中国中西医结合急救杂志，2004，11（04）：218 - 220.

15. 养心清热复脉汤

【组成】太子参30克　沙参15克　麦冬15克　五味子10克　赤芍15克　丹皮10克　黄连10克　川芎15克　丹参30克　甘松15克　枳壳10克　香附10克

【功效】养心清热，安神复脉。

【主治】快速型心律失常，症见：心悸不宁，思虑劳心，心悸尤甚，心烦，胸闷气短，倦怠乏力，头晕目眩，少寐多梦，五心烦热，面赤，盗汗，口干，便秘，溲赤。舌质红少津，苔少或无苔，脉细数或结代。

【加减】心气虚甚者加生黄芪15克、气机阻滞严重兼大便秘结者加厚朴10克、焦槟榔10克；失眠严重者加酸枣仁30克、夜交藤30克、百合15克；外感咽痛咳嗽咯痰者加锦灯笼10克、浙贝母10克。

【用法】水煎服，每日 1 剂，水煎两次，各 200mL，早晚两次服用，4 周为 1

疗程。

【出处】易京红. 养心清热复脉汤治疗快速型心律失常 86 例疗效观察［J］. 中国中医急症, 2007, 16 (11)：1323 – 1324 + 1343.

16. 益气活血定悸颗粒

【组成】太子参15克　麦冬10克　丹参20克　炙甘草10克　黄精10克　五味子10克　苦参20克　黄精10克　赤芍10克　黄连5克　川芎10克　香附10克　生龙骨（先煎）20克

【功效】益气养阴, 清热活血。

【主治】快速型心律失常, 症见：心悸气短, 动则加重, 头晕、胸闷、神疲乏力、口干盗汗、心烦失眠。或兼有有面白少华, 舌红苔少, 脉虚细数或结代。

【用法】冲服, 每日1剂, 早晚两次服用, 4周为1疗程。

【出处】龙朋. 益气活血定悸颗粒治疗快速性心律失常的临床研究［D］. 山东中医药大学, 2013：17.

17. 益气生脉汤

【组成】人参10克　麦冬15克　五味子10克　当归10克　香附10克　丹皮10克　赤芍10克　川芎10克　熟地黄20克　炒水蛭10克　黄连10克

【功效】益气养心, 活血化瘀。

【主治】快速型心律失常, 症见：自觉心中急剧跳动、惊慌不安、不能自主, 气短乏力、神倦懒言, 脉促、结、代、数、疾。

【用法】水煎服, 每日1剂, 水煎两次, 各200mL, 早晚两次服用, 4周为1疗程。

【出处】李勋. 益气生脉汤治疗快速心律失常疗效分析［J］. 中国医药导报, 2008, 27 (8)：81 – 82.

18. 生脉散合人参养营汤加减

【组成】党参10克　黄芪15克　炒白术10克　远志10克　五味子10克　炙甘草6克　茯苓10克　生地10克　麦冬10克　当归10克　白芍10克

【功效】益气养阴, 宁心安神。

【主治】快速型心律失常, 症见：心悸不宁, 气短懒言, 胸闷乏力。兼症心烦少寐, 手足心热, 自汗, 口干少津。舌红、少苔, 脉弦细无力或结代。

【用法】水煎服, 每日1剂, 水煎两次, 各200mL, 早晚两次服用, 4周为1疗程。

【出处】阎立群. 中医对快速性心律失常的辨证论治［D］. 南京中医药大学,

2006：15.

19. 复脉安神饮

【组成】生地20克　黄连12克　黄芪15克　当归12克　炒酸枣仁15克　紫石英30克　生龙骨（先煎）30克　生牡蛎（先煎）30克

【功效】滋阴降火，安神通脉。

【主治】快速型心律失常，症见：心悸、胸闷、失眠、多梦、口燥咽干、五心烦热、口舌生疮、咽燥口干、盗汗，舌红少苔或无苔，脉细数。

【用法】水煎服，每日1剂，水煎两次，各200mL，早晚两次服用，4周为1疗程。

【出处】林家茂. 滋阴降火、安神通脉方药治疗快速性心律失常阴虚火旺证的临床研究［D］. 山东中医药大学，2011：19.

20. 三甲复脉汤

【组成】炙甘草20克　生地黄20克　白芍20克　麦冬15克　阿胶8克　生牡蛎（先煎）30克　生鳖甲20克　生龟甲30克

【功效】补阴镇惊，育阴潜阳。

【主治】快速型心律失常，症见：心悸气短，惊恐不安，不能自主，可伴头晕目眩，面色无华，神疲乏力，舌干苔薄白脉细或有结代。

【加减】心烦不眠加黄连3克；气虚加黄芪60克、党参15克；胸痛加鸡血藤30克、三七10克、延胡索10克；气郁加柴胡10克、郁金10克

【用法】水煎服，每日1剂，水煎两次，各200mL，早晚两次服用，4周为1疗程。

【出处】罗文. 三甲复脉汤治疗心阴虚型快速性心律失常82例［J］. 山东中医杂志，2008，27（5）：300－301.

21. 龟龙宁心汤

【组成】龟板（先煎）　百合　太子参　生地　生龙齿（先煎）各30克　麦冬　丹参　茯苓　酸枣仁　甘松各15克　黄连　炙甘草各10克

【功效】镇静安神，养阴清热。

【主治】快速型心律失常，症见：心悸、胸闷、失眠、多梦、口燥咽干、五心烦热、口舌生疮、咽燥口干、盗汗，舌红少苔或无苔，脉细数。

【加减】加减：气虚明显、早搏频发以人参10克易太子参，加炙黄芪30克；血虚加当归、阿胶（烊化，冲）各10克；痰热内蕴加法半夏10克、胆南星15克；阴虚火旺加知母10克、玄参15克；肝气郁结加柴胡与香附各10克；胸闷加瓜蒌与

薤白各 15 克；心前区疼痛加延胡索 15 克、三七（研末，冲）3 克；腹胀加陈皮与佛手各 10 克；血压高加天麻 10 克与钩藤（后下）15 克。

【用法】水煎服，每日 1 剂，水煎两次，各 200mL，早晚两次服用，4 周为 1 疗程。

【出处】翟瑞庆，王伯青，王竹君. 龟龙宁心汤治疗快速性心律失常 78 例临床观察［J］. 浙江中医杂志，2008，43（1）：30－31.

22. 天王补心丹加减

【组成】人参（或西洋参）12 克　麦冬 20 克　五味子 9 克　天冬 12 克　生地黄 20 克　远志 10 克　茯苓 15 克　丹参 20 克　当归 12 克　玄参 15 克　柏子仁 20 克　炒酸枣仁 30 克

【功效】益气滋阴，养心安神。

【主治】快速型心律失常，症见：心悸怔忡，心烦不安，稍劳即发，常伴头晕耳鸣，神倦乏力，五心烦热，失眠易惊，舌红少苔，脉细数而不整。

【用法】水煎服，每日 1 剂，水煎两次，各 200mL，早晚两次服用，4 周为 1 疗程。

【出处】尤可. 心律失常辨证治疗十法［J］. 山东中医杂志，2007，27（10）：659－661.

23. 滋阴熄风方

【组成】生地黄 10 克　麦冬 10 克　生牡丹皮 10 克　莲子心 10 克　黄连 6 克　苦参 10 克　羌活 10 克　制僵蚕 10 克　炙甘草 10 克

【功效】滋阴降火，熄风止悸。

【主治】快速型心律失常，症见：心悸、心中烦热易怒、少寐多梦，胸闷、面颊烘热、手足心热、潮热盗汗、口干眼涩、头晕耳鸣、腰膝酸软，舌质红，苔薄黄，脉结代或细数。

【用法】水煎服，每日 1 剂，水煎两次，各 200mL，早晚两次服用，4 周为 1 疗程。

【出处】尤可. 心律失常辨证治疗十法［J］. 山东中医杂志，2007，27（10）：659－661.

24. 五参汤

【组成】太子参 15 克　南北沙参各 15 克　玄参 15 克　丹参 10 克　苦参 10 克　三七 10 克　红花 8 克　全瓜蒌 10 克　降香 10 克　炙黄芪 15 克　制首乌 15 克　枸杞子 15 克

【功效】益气养阴，活血化瘀。

【主治】快速型心律失常，症见：心痛，短气，心悸，自汗，口干，少津，舌红、少苔，脉弦细无力或结代。

【用法】水煎服，每日 1 剂，水煎两次，各 200mL，早晚两次服用，4 周为 1 疗程。

【出处】柳健雄. 五参汤治疗冠心病不稳定型心绞痛（气阴两虚证）临床研究 [D]. 湖北中医药大学，2014：17.

25. 柴胡疏肝散合四物汤加减

【组成】柴胡 12 克 枳壳 15 克 白芍 15 克 香附 20 克 郁金 12 克 川芎 12 克 当归 12 克 生地黄 20 克 陈皮 9 克 炙甘草 6 克

【功效】疏肝解郁，调达气机，养血通脉。

【主治】快速型心律失常，症见：心悸，胸闷胁胀，心烦易怒，嗳气纳呆，或咽如物梗，精神抑郁，失眠多梦，心悸多因恼怒而发，脉弦或结或代。

【加减】气郁化火酌加黄连 10 克、栀子 10 克、苦参 20 克；烦躁失眠加炒酸枣仁 10 克、生龙骨（先煎）20 克、生牡蛎（先煎）20 克。

【用法】水煎服，每日 1 剂，水煎两次，各 200mL，早晚两次服用，4 周为 1 疗程。

【出处】尤可. 心律失常辨证治疗十法 [J]. 山东中医杂志，2007，27（10）：659 - 661.

26. 小承气汤合保和丸加减

【组成】大黄 6~12 克 厚朴 12 克 枳实 15 克 槟榔 10 克 焦山楂 15 克 神曲 15 克 炒麦芽 15 克 法半夏曲 10 克 茯苓 15 克 连翘 15 克 苦参 15 克 莱菔子 15 克 丹参 20 克

【功效】通腑泻热，消积和中，兼行气血。

【主治】快速型心律失常，症见：心悸怔忡，胸闷心烦，腹胀便秘，纳呆嗳腐，口气臭秽，或饱食后即感心悸胸闷，平素即大便干结，数日不行，舌质红绛，苔黄厚腻，脉弦滑数或弦滑有力而不齐。

【用法】水煎服，每日 1 剂，水煎两次，各 200mL，早晚两次服用，4 周为 1 疗程。

【出处】尤可. 心律失常辨证治疗十法 [J]. 山东中医杂志，2007，27（10）：659 - 661.

27. 黄连解毒汤合丹参饮加减

【组成】黄连 12 克　黄芩 12 克　黄柏 12 克　炒栀子 12 克　苦参 15 克　丹参 20 克　檀香 9 克　葛根 20 克　炒酸枣仁 30 克　酒大黄 6~9 克

【功效】清热解毒，兼畅气血。

【主治】快速型心律失常，症见：心悸，胸痛，心烦不安，口干口苦，失眠多梦，大便干结，小便黄赤，舌红苔黄，脉数或弦数或滑数而不齐。

【用法】水煎服，每日 1 剂，水煎两次，各 200mL，早晚两次服用，4 周为 1 疗程。

【出处】尤可．心律失常辨证治疗十法［J］．山东中医杂志，2007，27（10）：659－661．

28. 黄连阿胶汤和增液汤加减

【组成】黄连 12 克　黄芩 12 克　白芍 15 克　生地黄 20 克　麦冬 20 克　玄参 20 克　炒酸枣仁 30 克　珍珠母 30 克　丹参 20 克　赤芍 12 克　肉桂 2 克

【功效】滋水潜阳，交通心肾，清心安神。

【主治】快速型心律失常，症见：心悸心烦，头晕目眩，失眠多梦，五心烦热，口干、盗汗，腰膝酸软，舌红少苔，甚或红绛无苔，脉细数无力而不齐。

【用法】水煎服，每日 1 剂，水煎两次，各 200mL，早晚两次服用，4 周为 1 疗程。

【出处】尤可．心律失常辨证治疗十法［J］．山东中医杂志，2007，10（27）：659－661．

29. 心悸宁丸

【组成】水蛭 3 克　羌活 10 克　莱菔子 10 克　石菖蒲 10 克　甘松 10 克

【功效】化痰祛瘀。

【主治】快速型心律失常，症见：心慌心悸，胸闷胸痛、气短乏力、头身困重、脘腹痞满、口黏痰多、口唇紫绀，舌质淡黯或紫暗，舌边有瘀点、瘀斑，舌底静脉迂曲，或舌体胖大有齿痕；舌苔白厚或黄腻，脉弦滑数，或沉涩，或结代，或急数。

【用法】每次 10 克，每日 3 次。

【出处】谢秋利．心悸宁丸治疗快速型心律失常（痰瘀互结证）的临床观察［D］．河南中医学院，2014：19．

30. 桂枝甘草龙骨牡蛎汤加减

【组成】桂枝 10 克　太子参 10 克　黄芪 15 克　附片 6 克　生龙骨（先煎）15 克　牡蛎（先煎）15 克　炙甘草 6 克

【功效】温补心阳，安神定悸。

【主治】快速型心律失常，症见：心悸胸闷，面色㿠白，形寒肢冷。兼症遇寒加重，体倦懒言。舌脉舌淡苔白，脉虚无力。

【用法】水煎服，每日1剂，水煎两次，各200mL，早晚两次服用，4周为1疗程。

【出处】阎立群. 中医对快速性心律失常的辨证论治［D］. 南京中医药大学，2006：10.

31. 血府逐瘀汤加减

【组成】桃仁10克　红花10克　当归15克　川芎6克　赤芍10克　丹参20克郁金10克　枳壳6克　延胡索10克

【功效】活血化瘀，理气通络。

【主治】快速型心律失常，症见：心悸不宁，胸痛时作，面晦唇青。兼症：爪甲色暗，肌肤甲错。舌脉舌质紫暗或有瘀斑，舌下脉络迂曲，脉涩或结代。

【用法】水煎服，每日1剂，水煎两次，各200mL，早晚两次服用，4周为1疗程。

【出处】阎立群. 中医对快速性心律失常的辨证论治［D］. 南京中医药大学，2006：10.

32. 黄连温胆汤加减

【组成】陈皮10克　法半夏10克　茯苓15克　竹茹10克　枳壳10克　石菖蒲10克　远志10克　黄连6克

【功效】清热化痰，宁心定悸。

【主治】快速型心律失常，症见：心悸而烦，胸闷呕恶，口苦痰多。兼症失眠多梦，脘痞纳呆，头身困重。舌质红，苔黄腻，脉滑数。

【用法】水煎服，每日1剂，水煎两次，各200mL，早晚两次服用，4周为1疗程。

【出处】阎立群. 中医对快速性心律失常的辨证论治［D］. 南京中医药大学，2006：10.

33. 正心汤

【组成】天麻10克　当归10克　生地10克　何首乌10克　丹参20克　蝉衣10克全蝎10克　珍珠母30克　远志10克　葛根30克　苦参15克　炙甘草10克

【功效】养血熄风，安神定悸。

【主治】快速型心律失常，症见：自觉心中悸动不宁，惊慌不安，不能自主，伴胸闷气短，烦躁失眠，神倦乏力，头晕汗出，舌淡红或暗红，脉促、结、代、数、疾。

【加减】若伴气虚加党参或西洋参 10 克、黄芪 30 克；气阴血虚则合用生脉饮（人参 10 克、麦冬 10 克、五味子 10 克）；瘀血偏重加桃仁 10 克、红花 10 克、赤芍 10 克；胸部闷痛加郁金 10 克、延胡索 10 克、细辛 3 克；失眠多梦加炒酸枣仁 10 克、夜交藤 10 克、朱砂（研末，冲服）1 克；便秘加酒大黄 10 克或柏子仁 10 克、火麻仁 10 克；郁热内扰加栀子 10 克、竹茹 10 克、黄连 5 克；风心病或心肌炎见邪热未清加板蓝根 10 克、金银花 10 克、连翘 10 克等。

【用法】水煎服，每日 1 剂，水煎两次，各 200mL，早晚两次服用，4 周为 1 疗程。

【出处】陈耀平，高大伟，张波．养血息风为主治疗快速心律失常临床观察［J］．河北中医药学报，2001，16（1）：10－11.

34. 四参定悸饮

【组成】太子参 10 克　北沙参 10 克　丹参 10 克　苦参 10 克　郁金 10 克　生百合 10 克　炒酸枣仁 20 克　莲子心 10 克　远志 10 克　赤芍 10 克　茯苓 20 克　茯神 10 克　生龙齿（先煎）10 克　甘草 5 克

【功效】益气养阴，活血清热。

【主治】快速型心律失常，症见：心悸，胸闷，胸痛，头晕，气短，疲倦乏力，自觉心脏有漏跳，失眠多梦，口干，面唇紫暗，咽痛，舌暗红尖红甚或有瘀斑、瘀点，少苔或苔薄黄，脉沉弦细结代。

【用法】水煎服，每日 1 剂，水煎两次，各 200mL，早晚两次服用，4 周为 1 疗程。

【出处】班高亚．四参定悸饮治疗室性过早搏动（气阴两虚、瘀热互结证）的临床研究［D］．河南中医学院，2014：13.

二、缓慢型心律失常

缓慢性心律失常指窦性缓慢性心律失常、房室交界性心率、心室自主心律、传导阻滞（包括窦房传导阻滞、心房内传导阻滞、房室传导阻滞）等以心率减慢为特征的疾病。临床常见的有窦性心动过缓、病态窦房结综合征、房室传导阻滞。窦性心动过缓指窦性心律慢于每分钟 60 次，24 小时心跳总数小于 86400 次。病态窦房结综合征是由于窦房结或其周围组织的器质性病变导致机能障碍，从而产生多种心律失常和多种症状的综合征，主要特点是心动过缓，当合并快速性室上性心律失常反复发作时称为心动过缓－心动过速综合征。房室传导阻滞是指心房向心室方向传导阻滞或心室向心房方向传导阻滞，按传导阻滞的不同分为Ⅰ、Ⅱ、Ⅲ度传导阻滞。

1. 复心脉方

【组成】制附子（先煎）10 克　麻黄 6 克　细辛 6 克　桂枝 10 克　黄芪 30 克　党参 15 克　丹参 15 克　赤芍 10 克　川芎 10 克　当归 10 克　麦冬 15 克　山楂 10 克　甘草 5 克

【功效】益气温阳，活血祛瘀。

【主治】缓慢性心律失常，症见：心悸，胸闷，气短乏力，头晕耳鸣，畏寒肢冷，面色苍白，口唇紫绀，舌质暗红或有瘀斑瘀点，或淡胖，舌苔白滑，脉沉细迟，或沉涩缓，或结、代。

【用法】水煎服，每日 1 剂，水煎两次，各 200mL，早晚两次服用，4 周为 1 疗程。

【出处】张守红．复心脉方治疗缓慢性心律失常的临床疗效观察［D］．黑龙江中医药大学，2009：16．

2. 宁心汤

【组成】麻黄 6 克　制附子（先煎）10 克　细辛 6 克　桂枝 10 克　黄芪 30 克　麦冬 15 克　炙甘草 10 克　丹参 15 克　川芎 10 克　红花 10 克

【功效】温阳益气，活血祛瘀。

【主治】缓慢性心律失常，症见：胸闷不舒、短气喘息，心痛时作、形寒肢冷、恶寒倦卧、神衰欲寐，舌苔白滑，舌质黯或有瘀斑，脉沉迟或结代。

【用法】水煎服，每日 1 剂，水煎两次，各 200mL，早晚两次服用，4 周为 1 疗程。

【出处】贾钰华，孙学刚，赵晓山，张丽华，贾满盈，李崇信．南方地区心律失常病证特点与中医药防治的临床研究［J］．中医杂志，2003，49（3）：202－204＋164．

3. 温通心肾方

【组成】制附片（先煎）9 克　细辛 3 克　桂枝 6 克　当归 15 克　黄芪 20 克　党参 10 克　白术 10 克　茯苓 15 克　薏苡仁 20 克　山药 30 克　制首乌 10 克　山茱萸 10 克　川牛膝 10 克

【功效】温通心肾，健脾利湿。

【主治】缓慢性心律失常，症见：心悸倦怠，少气懒言，形寒肢冷，胸脘痞满，五更泄泻，舌质淡，苔白滑，脉沉迟。

【用法】水煎服，每日1剂，水煎两次，各200mL，早晚两次服用，4周为1疗程。

【出处】马丽红，焦增绵，曲家珍，张瑞华，范爱萍. 中医辨证治疗缓慢性心律失常116例回顾性分析［J］. 中国中西医结合杂志，2006，26（7）：646－648.

4. 振心起颓汤

【组成】制附子（先煎）10克　红参10克　炙黄芪24克　桂枝10克　细辛3克　水蛭胶囊（4粒，分两次吞服）

【功效】温阳益气，活血通脉。

【主治】缓慢性心律失常，症见：胸闷不舒、短气喘息，心痛时作、形寒肢冷、恶寒倦卧，神衰欲寐，舌苔白滑，舌质黯或有瘀斑，脉沉迟或结代。

【加减】心阳欲脱重用制附子（先煎）30克、红参20克、加山茱萸20克、上油桂（研末，冲服）3克、淫羊藿10克，酌情静滴参附注射液以救其急；瘀血证明显者加川芎10克、桃仁10克、红花10克；胸闷胸痛加郁金10克、瓜蒌10克；痰浊阻络酌加茯苓10克、法半夏10克、石菖蒲10克、胆南星10克；兼见阴虚加生脉散（人参10克、麦冬10克、五味子10克）；尿少水肿加茯苓10克、白术10克、车前子10克；失眠加夜交藤10克、合欢皮10克。

【用法】水煎服，每日1剂，水煎两次，各200mL，早晚两次服用，4周为1疗程。

【出处】严永琴. 李松林治疗心律失常的经验［J］. 陕西中医学院学报，2001，23（1）：15－16.

5. 右归饮合麻黄附子细辛汤加减

【组成】熟地15克　山药15克　山茱萸15克　枸杞10克　甘草5克　杜仲10克　肉桂（研末，冲服）3克　制附子（先煎）10克　麻黄10克　细辛3克

【功效】温补肾阳。

【主治】缓慢性心律失常，症见：心胸憋闷或痛，心悸怔忡，气短，肢体浮肿，腰膝酸冷，唇甲青紫，小便不利，大便溏，舌淡暗，或有青紫色斑点，苔白滑，脉沉涩。

【加减】气虚甚者，全身乏力，加用红参10克、黄芪20克；痰浊甚者，症见胸闷气短，舌苔厚腻，加茯苓10克、苍术10克等；阴虚甚者，心悸盗汗，心烦不寐，舌红少苔，酌加麦冬10克、玉竹10克；气滞而见胸闷憋气者，加用枳壳10克、柴胡10克等。

【用法】水煎服，每日1剂，水煎两次，各200mL，早晚两次服用，4周为1疗程。

【出处】寇玮蔚. 补肾法治疗缓慢性心律失常的临床观察［D］. 黑龙江省中医研究院，2010：15.

6. 强心复脉饮

【组成】制附子（先煎）10克　人参10克　川芎10克　麻黄10克　细辛3克

【功效】温阳益气，活血通脉。

【主治】缓慢性心律失常，症见：心悸，胸闷；气短乏力，头晕耳鸣，畏寒肢冷，面色苍白，口唇紫绀；舌质暗红或有瘀斑瘀点，或淡胖；舌苔白滑；脉沉细迟，或沉涩缓，或结、代。

【用法】水煎服，每日1剂，水煎两次，各200mL，早晚两次服用，4周为1疗程。

【出处】冯晓敬. 强心复脉饮治疗缓慢性心律失常的临床与实验研究［D］. 山东中医药大学，2002：17.

7. 温补肾阳方

【组成】制附子（先煎）10克　淫羊藿15克　补骨脂15克　桂枝10克　干姜10克　仙茅10克　肉桂3克

【功效】温补肾阳。

【主治】缓慢性心律失常，症见：心悸倦怠，少气懒言，形寒肢冷，胸脘痞满，五更泄泻，舌质淡，苔白滑，脉沉迟。

【加减】兼血瘀者加丹参15克、红花5克、赤芍15克、当归10克；兼气滞加延胡索15克、砂仁6克、郁金15克；兼痰浊加胆南星15克、法半夏15克、陈皮10克。

【用法】水煎服，每日1剂，水煎两次，各200mL，早晚两次服用，4周为1疗程。

【出处】刘淑娟，尹克春，周文斌，陈力. 温补肾阳法治疗缓慢性心律失常的疗效观察［J］. 广东医学，2009，47（7）：1167–1168.

8. 温阳复脉方

【组成】黄芪　赤芍各20克　党参　丹参各15克　柴胡10克　桔梗10克　枳壳10克　淫羊藿10克　巴戟天10克　桂枝10克　炙甘草10克　三七粉（冲服）3克

【功效】温阳复脉。

【主治】缓慢性心律失常，症见：心悸，胸闷气短，畏寒肢冷；或心悸怔忡，遇劳加重；或头晕，乏力，动则尤甚，或面色苍白，目眩，甚则晕厥；或疲倦乏力，腰膝酸软；舌质淡暗或胖，苔白，脉沉迟无力或结、代等。

【用法】水煎服，每日 1 剂，水煎两次，各 200mL，早晚两次服用，4 周为 1 疗程。

【出处】李敏．杨明会教授治疗心律失常经验 ［J］．中华中医药杂志，2011，27（8）：752－755.

9. 增率复脉汤

【组成】黄芪 30 克　炙麻黄 10 克　制附片（先煎）10 克　细辛 3 克　桂枝 10 克　炙甘草 6 克　川芎 10 克

【功效】益气温阳。

【主治】缓慢性心律失常，症见：心悸，胸闷次症气短乏力，头晕耳鸣，畏寒肢冷，面色苍白，口唇紫绀，舌质暗红或有瘀点瘀斑，或淡胖舌苔白滑，脉沉细迟，或沉涩缓，或结、代。

【用法】水煎服，每日 1 剂，水煎两次，各 200mL，早晚两次服用，4 周为 1 疗程。

【出处】孙航宇．增率复脉汤治疗缓慢性心律失常的临床研究 ［D］．北京中医药大学，2011：19.

10. 增率汤

【组成】制附子（先煎）10 克　红参 10 克　黄芪 15 克　丹参 15 克　当归 15 克　川芎 10 克　麦冬 10 克　炙甘草 10 克

【功效】温阳通脉，补气活血。

【主治】缓慢性心律失常，症见：心悸、胸闷，气短乏力、头晕耳鸣、畏寒肢冷、面色苍白、口唇紫绀，舌质暗红或有瘀斑瘀点或舌淡胖、脉沉迟或结代。

【用法】水煎服，每日 1 剂，水煎两次，各 200mL，早晚两次服用，4 周为 1 疗程。

【出处】王涛．增率汤治疗缓慢性心律失常的临床与实验研究 ［D］．山东中医药大学，2007：22.

11. 心复康

【组成】炙麻黄 5 克　制附片（先煎）5 克　细辛 3 克　黄芪 15 克　北沙参 10 克　仙茅 10 克　淫羊藿 10 克　枸杞子 10 克　制首乌 10 克

【功效】益气通脉，温补心肾。

【主治】缓慢性心律失常，症见：心悸、胸闷，气短乏力、头晕耳鸣、畏寒肢冷、面色苍白、口唇紫绀，舌质暗红或有瘀斑瘀点或舌淡胖、脉沉迟或结代。

【用法】水煎服，每日1剂，水煎两次，各200mL，早晚两次服用，4周为1疗程。

【出处】程晓昱，胡业彬，王怀美，姚淮芳，汪健，张皖东，张叶祥. 中药心复康与心宝治疗缓慢性心律失常的比较［J］. 中国中西医结合急救杂志，2005，12（3）：156－158.

12. 温通补方

【组成】制附子（先煎）10克　仙茅15克　淫羊藿15克　细辛3克　桂枝10克 黄芪30克　炙甘草20克　赤芍15克　丹参20克　石菖蒲　地龙各10克　生地黄15克

【功效】温补心肾，化痰祛瘀。

【主治】心悸，胸闷，气短乏力，头晕，面色萎黄，畏寒肢冷，舌质淡或有瘀斑，苔白腻瘀，脉迟缓或结代。

【加减】淤甚者加桃仁10克、红花6克；痰甚者加瓜蒌15克、法半夏15克；气滞者加郁金10克、陈皮10克。

【用法】水煎服，每日1剂，水煎两次，各200mL，早晚两次服用，4周为1疗程。

【出处】刘梅. 温、通、补三法并治缓慢性心律失常48例［J］. 河北中医，2000，22（5）：20.

13. 温心增率汤

【组成】制附子（先煎）30克　仙茅15克　淫羊藿15克　细辛3克　麦冬15克 玉竹15克　黄芪30克　人参10克　丹参15克　枳壳15克

【功效】温阳补气，益心增率。

【主治】缓慢性心律失常，症见：心悸，胸闷，气短乏力，头晕，面色萎黄，畏寒肢冷，舌质淡或有瘀斑，苔白腻，脉迟缓或结代。

【加减】兼有阴虚者加天冬10克、生地10克、知母10克；兼血瘀者加川芎15克、桃仁10克、红花10克；兼痰浊内阻者加法半夏10克；瓜蒌12克、薤白10克、胆南星10克。

【用法】水煎服，每日1剂，水煎两次，各200mL，早晚两次服用，4周为1疗程。

【出处】许宏珂，崔新成. 温心增率汤治疗老年缓慢性心律失常40例疗效分析［J］. 中国中西医结合杂志，2001，21（5）：384－385.

14. 温阳益气活血汤

【组成】人参 12 克　制附子（先煎）12 克　炙甘草 12 克　丹参 12 克　黄芪 15 克
生地 15 克　生姜 6 克　桂枝 9 克　当归 9 克　川芎 9 克　枳壳 9 克　大枣（擘）30 克

【功效】益气温阳，活血祛瘀。

【主治】缓慢性心律失常，症见：心悸，胸闷，气短乏力，头晕，面色萎黄，
畏寒肢冷，舌质淡或有瘀斑，苔白腻，脉迟缓或结代。

【加减】兼痰浊阻痹胸阳，加瓜蒌 9 克、法半夏 9 克、薤白 9 克；四肢浮肿、水
气凌心加茯苓 15 克、泽泻 15 克、白术 9 克。

【用法】水煎服，每日 1 剂，水煎两次，各 200mL，早晚两次服用，4 周为 1
疗程。

【出处】郭龙清．温阳益气活血法为主治疗缓慢性心律失常 67 例［J］．成都中
医药大学学报，2001，24（2）：58－59．

15. 加味补阳还五汤

【组成】黄芪 30 克～60 克　当归 10 克　赤芍 10 克～20 克　川芎　桃仁　红花各 10
克～15 克　党参 30 克～50 克　麦冬 12 克　五味子 10 克　细辛 3 克～6 克

【功效】益气补血，祛瘀通脉。

【主治】缓慢性心律失常，症见：头昏乏力，神疲懒言，面色萎黄或苍白，胸
闷心悸，畏寒肢冷，舌体胖大，质淡或瘀斑，苔薄或白腻，脉迟缓或结代、涩。

【加减】心率在 45 次/分以下者，再加制附子（先煎）与淫羊藿各 10 克，桂枝
6 克～12 克。

【用法】水煎服，每日 1 剂，水煎两次，各 200mL，早晚两次服用，4 周为 1
疗程。

【出处】包广军．加味补阳还五汤治疗缓慢性心律失常 60 例［J］．河南中医药
学刊，2002，17（6）：49．

16. 益气通心汤

【组成】黄芪 25 克　党参 35 克　白术 20 克　当归 20 克　桂枝 20 克　丹参 20 克
磁石（先煎）60 克　赤芍 15 克　炙甘草 15 克

【功效】益气温阳，活血通络。

【主治】缓慢性心律失常，症见：头昏乏力，神疲懒言，面色萎黄或苍白，胸
闷心悸，畏寒肢冷，舌体胖大，质淡或瘀斑，苔薄或白腻，脉迟缓或结代、涩。

【加减】心气不足型：加太子参 20 克；阳虚型：加干姜与肉桂各 10 克，制附
子（先煎）5 克；心血瘀阻型：加水蛭粉（冲服）6 克、全蝎 5 克、地龙 10 克。

【用法】水煎服，每日 1 剂，水煎两次，各 200mL，早晚两次服用，4 周为 1 疗程。

【出处】杨艳华．益气通心汤治疗缓慢性心律失常 66 例［J］．中医药信息，2003，20（3）：13.

17. 自拟方

【组成】党参 30 克　黄芪 35 克　白芍 15 克　川芎 20 克　泽兰 15 克　郁金 15 克　香附 15 克　麦冬 25 克　白术 20 克　陈皮 15 克　五味子 15 克　当归 15 克　川楝子 15 克　制附子（先煎）10 克　丹参 30 克　甘松 10 克　甘草 10 克

【功效】补益气血，疏肝活血。

【主治】缓慢性心律失常，症见：头昏乏力，神疲懒言，面色萎黄或苍白，胸闷心悸，畏寒肢冷，舌体胖大，质淡或瘀斑，苔薄或白腻，脉迟缓或结代、涩。

【用法】水煎服，每日 1 剂，水煎两次，各 200mL，早晚两次服用，4 周为 1 疗程。

【出处】肖君．自拟方治疗缓慢性心律失常 82 例［J］．实用中医内科杂志，2004，18（2）：124.

18. 温阳升律汤

【组成】制附子（先煎）10 克　肉桂 5 克　鹿角胶（烊化，兑入）10 克　补骨脂 10 克　杜仲 10 克　山药 20 克　熟地 20 克　山茱萸 10 克　黄芪 20 克　党参 15 克　茯苓 10 克　陈皮 15 克　丹参 15 克　赤芍 15 克

【功效】温阳散寒，益气养心。

【主治】缓慢性心律失常，症见：头昏乏力，神疲懒言，面色萎黄或苍白，胸闷心悸，畏寒肢冷，舌体胖大，质淡或瘀斑，苔薄或白腻，脉迟缓或结代、涩。

【用法】水煎服，每日 1 剂，水煎两次，各 200mL，早晚两次服用，4 周为 1 疗程。

【出处】朱丽艳，倪国瑞．自拟温阳升律汤治疗缓慢性心律失常 60 例［J］．中国中医药临床杂志，2003，17（1）：34.

19. 芪加生脉饮

【组成】黄芪 30 克　刺五加 15 克　补骨脂 10 克　红参（另煎）10 克　麦冬 15 克　五味子 10 克　丹参 18 克　黄精 15 克　桂枝 10 克　炙甘草 10 克

【功效】益气养阴，补肾温阳。

【主治】慢性心律失常。

【加减】兼胸闷、心前区疼痛加三七粉冲服；病久气血双亏加当归 10 克、阿胶

10 克（烊化）；阳气不足，阴寒内结者加制附子（先煎）10 克、干姜 10 克、肉桂（研末，冲服）3 克；若服药后口干咽燥者加大麦冬用量另加天花粉 10 克、芦根 10 克、石斛 10 克。

【用法】水煎服，每日 1 剂，水煎两次，各 200mL，早晚两次服用，4 周为 1 疗程。

【出处】王诗伟．芪加生脉饮治疗缓慢性心律失常 36 例临床观察［J］．湖南中医药导报，2003，9（1）：27.

20. 升率合剂

【组成】制附子（先煎）20 克　红参（另煎）20 克　麻黄 15 克　当归 15 克　麦冬 15 克　细辛 5 克　丹参 25 克　郁金 12 克　炙甘草 30 克　泽泻 30 克

【功效】温阳升率，益气活血。

【主治】缓慢性心律失常，症见：心悸不宁、胸闷时作、头晕视朦；畏寒肢冷、体倦懒言、胸部刺痛、唇色紫暗；舌体胖、舌质暗或有瘀斑、苔白或腻、脉沉迟或迟涩。

【用法】水煎服，每日 1 剂，水煎两次，各 200mL，早晚两次服用，4 周为 1 疗程。

【出处】陈建忠，宁鸽．升率合剂治疗缓慢性心律失常临床观察［J］．河南诊断与治疗杂志，2002，16（1）：37－38.

21. 病窦复丸

【组成】制附 12 克　生麻黄 9 克　细辛 3 克　桂枝 9 克　人参 9 克　黄芪 9 克　黑芝麻 6 克　麦冬 6 克　当归 6 克　赤芍 6 克　三七 6 克　炙甘草 3 克。研末过筛，蜜炼为丸，每丸含生药 9 克。

【功效】益气温阳，活血化瘀。

【主治】缓慢性心律失常，症见：心悸、胸闷，头昏，眩晕，乏力，畏寒肢冷，舌质淡暗或有瘀斑，脉沉迟、细涩，或脉微欲绝。

【用法】每次 1 丸，每天 2 次。

【出处】张东兴．病窦复丸治疗缓慢性心律失常 52 例临床观察［J］．中国中西医结合杂志，2002，22（1）：67.

22. 麻辛附子汤和黄芪桂枝五物汤加减

【组成】炙麻黄 10 克　细辛 3 克　制附子（先煎）12 克　桂枝 12 克　黄芪 30 克白芍 12 克　川芎 12 克　当归 12 克　炙甘草 6 克

【功效】温经散寒，和血通脉。

【主治】 缓慢性心律失常，症见：心悸，胸闷胸痛，或心前区紧束感，遇冷而发或入夜而作，得温稍舒，肢冷而关节疼痛，舌淡苔薄白或白滑，脉迟浮紧或弦紧而不齐。

【用法】 水煎服，每日1剂，水煎两次，各200mL，早晚两次服用，4周为1疗程。

【出处】 尤可.心律失常辨证治疗十法 [J].山东中医杂志，2007，27（10）：659 –661.

23. 扶正助脉合剂

【组成】 桂枝10克　党参10克　淫羊藿10克　苏木10克　地龙10克　法半夏10克　薤白10克　连翘10克　鸡血藤15克

【功效】 益气温阳，活血通络。

【主治】 缓慢性心律失常，症见：心悸不宁、胸闷时作、头晕视朦；畏寒肢冷、体倦懒言、胸部刺痛、唇色紫暗；舌体胖、舌质暗或有瘀斑、苔白或腻、脉沉迟或迟涩。

【用法】 水煎服，每日1剂，水煎两次，各200mL，早晚两次服用，4周为1疗程。

【出处】 梁君昭，刘文胜，李逢春.扶正通络法治疗缓慢性心律失常临床疗效研究 [J].现代中医药，2009，29（1）：1 –3.

24. 理气化痰方

【组成】 全瓜蒌30克　薤白10克　枳壳10克　桔梗6克　三七粉3克　丹参20克　桂枝6克　细辛3克　枸杞子20克　淫羊藿10克　牛膝15克　制首乌10克　山药20克

【功效】 理气化痰，温阳祛瘀。

【主治】 缓慢性心律失常，症见：胸闷痞满，心痛时作，心悸气喘，失眠恶梦，唇甲青紫，食少腹胀，舌苔白腻或滑腻，脉沉迟结代。

【用法】 水煎服，每日1剂，水煎两次，各200mL，早晚两次服用，4周为1疗程。

【出处】 马丽红，焦增绵，曲家珍，张瑞华，范爱萍.中医辨证治疗缓慢性心律失常116例回顾性分析 [J].中国中西医结合杂志，2006，26（7）：646 –648.

25. 益气养阴复脉方

【组成】 西洋参3克　太子参20克　麦冬12克　五味子6克　炒酸枣仁30克　生地20克　熟地20克　炙甘草10克　山药30克　阿胶10克　柏子仁20克　升麻6克

【功效】益气养阴复脉。

【主治】缓慢性心律失常，症见：头晕目眩，神疲乏力，心悸气短，失眠易惊，舌淡红，脉沉迟细弱。

【用法】水煎服，每日 1 剂，水煎两次，各 200mL，早晚两次服用，4 周为 1 疗程。

【出处】马丽红，焦增绵，曲家珍，张瑞华，范爱萍．中医辨证治疗缓慢性心律失常 116 例回顾性分析 [J]．中国中西医结合杂志，2006，26（7）：646－648.

26. 左归饮合麻黄附子细辛汤加减

【组成】熟地 10 克　山药 10 克　山茱萸 10 克　枸杞 10 克　甘草 5 克　茯苓 20 克　麻黄 10 克　制附子（先煎）10 克　细辛 3 克

【功效】温补肾阴。

【主治】缓慢性心律失常，症见：胸闷胸痛，心悸气短，心烦不宁，失眠，头晕，耳鸣，口干咽燥，盗汗，腰膝酸软，小便黄，大便干结，舌红少苔，脉细涩。

【加减】气虚甚者，全身乏力，加用红参 10 克、黄芪 30 克；痰浊甚者，证见胸闷气短，舌苔厚腻，加茯苓 20 克、苍术 10 克等；阴虚甚者，心悸盗汗，心烦不寐，舌红少苔，酌加麦冬 10 克、玉竹 10 克；气滞而见胸闷憋气者，加用枳壳 10 克、柴胡 10 克等。

【用法】水煎服，每日 1 剂，水煎两次，各 200mL，早晚两次服用，4 周为 1 疗程。

【出处】寇玮蔚．补肾法治疗缓慢性心律失常的临床观察 [D]．黑龙江省中医研究院，2010.

27. 调肝复脉汤

【组成】当归 10 克　赤白芍各 15 克　川芎 15 克　郁金 15 克　香附 15 克　檀香 6 克　枳壳 10 克　制附子（先煎）10～20 克　桂枝 10～20 克　细辛 5 克　人参 10 克

【功效】疏肝解郁，温阳益气。

【主治】缓慢性心律失常，症见：胸闷不舒，性情忧郁或急躁，心悸，眩晕，神疲乏力，自汗怯冷，小便清长，甚或胸痛时作，唇甲青紫，舌暗淡苔薄白，脉弦或涩，或见结、代脉。

【加减】胸痛甚者去人参，加延胡索 20 克、五灵脂 10 克；脾肾阳虚者加淫羊藿 20 克、白术 20 克、茯苓 30 克；挟瘀者加丹参 20 克、桃仁 15 克、三七粉 2.5 克（冲服）；挟痰者加全瓜蒌 30 克、法半夏 10 克、陈皮 15 克。

【用法】水煎服，每日 1 剂，水煎两次，各 200mL，早晚两次服用，4 周为 1

疗程。

【出处】赵明君，石小智，孙建飞．调肝复脉汤治疗缓慢性心律失常 53 例 [J]．陕西中医学院学报，2002，25（1）：23．

三、其他类型心律失常

"心律不齐"指的是心跳或快或慢，超过了一般范围。心脏自律性异常或传导障碍引起的心动过速、心动过缓或心律不齐；精神紧张、大量吸烟、饮酒、喝浓茶或咖啡、过度疲劳、严重失眠等常为心律失常的诱发因素；心律失常特别多见于心脏病患者，也常发生在麻醉、手术中或手术后。

1. 血府逐瘀汤加减

【组成】桃仁 10 克　红花 10 克　川芎 12 克　当归 12 克　赤芍 12 克　丹参 20 克　枳壳 12 克　柴胡 10 克　怀牛膝 15 克　桔梗 9 克　水蛭 6 克　地龙 10 克

【功效】行气活血，化瘀通络。

【主治】心律不齐，症见：心悸，胸中刺痛，痛有定处，甚或胸痛彻背，背痛彻心，日轻夜重，唇色晦暗，舌质黯或有瘀斑，脉涩而不整。

【用法】水煎服，每日 1 剂，水煎两次，各 200mL，早晚两次服用，4 周为 1 疗程。

【出处】尤可．心律失常辨证治疗十法 [J]．山东中医杂志，2007，27（10）：659 - 661．

2. 涤痰汤加减

【组成】法半夏 9 克　胆南星 9 克　陈皮 9 克　枳实 12 克　茯苓 15 克　石菖蒲 15 克　竹茹 12 克　水蛭 9 克　地龙 12 克　三七粉（冲服）3 克

【功效】涤痰化浊，祛瘀通络。

【主治】心律不齐，症见：心悸胸闷，胸痛较久，心前区压迫堵塞感，心悸反复发作而难止，常伴眩晕头痛，呕恶纳呆，目眩耳鸣，舌黯或有瘀斑，苔白腻或白滑，脉细滑而不齐。

【用法】水煎服，每日 1 剂，水煎两次，各 200mL，早晚两次服用，4 周为 1 疗程。

【出处】尤可．心律失常辨证治疗十法 [J]．山东中医杂志，2007，27（10）：659 - 661．

3. 桂枝甘草龙骨牡蛎汤合参附汤加味

【组成】桂枝 12 克　炙甘草 9 克　生龙骨（先煎）30 克　生牡蛎（先煎）30 克　人

参（单煎，兑入）15 克　制附子（先煎）9 克　补骨脂 15 克　黄芪 30 克

【功效】益气温阳，安神定悸。

【主治】心律不齐，症见：心悸气短，动则益甚，胸闷胸痛，肢冷畏寒，夜尿频数，舌淡苔薄白，脉沉细无力而不齐。

【用法】水煎服，每日 1 剂，水煎两次，各 200mL，早晚两次服用，4 周为 1 疗程。

【出处】尤可．心律失常辨证治疗十法［J］．山东中医杂志，2007，27（10）：659 - 661.

4. 归脾汤加减

【组成】人参（单煎，兑服）12 克　黄芪 30 克　炒白术 15 克　炙甘草 9 克　茯神 15 克　炙远志 12 克　当归 12 克　龙眼肉 10 克　炒酸枣仁 30 克　木香 9 克　炒谷麦芽各 15 克　阿胶（烊化，兑服）10 克

【功效】益气补血，健脾养心。

【主治】心律不齐，症见：心悸气短，神疲乏力，面色无华，纳呆食少，舌淡苔少，脉沉细无力而不齐。

【用法】水煎服，每日 1 剂，水煎两次，各 200mL，早晚两次服用，4 周为 1 疗程。

【出处】尤可．心律失常辨证治疗十法［J］．山东中医杂志，2007，27（10）：659 - 661.

5. 三参汤加味

【组成】党参 10 克　丹参 18 克　苦参 20 克　黄芪 30 克　三七粉（冲服）5 克　郁金 10 克　川芎 10 克　当归 10 克　地龙 10 克

【功效】益气养阴，活血化瘀。

【主治】心律不齐，症见：心痛，短气，心悸，自汗，口干少津，舌红、少苔，脉弦细无力或结代。

【用法】水煎服，每日 1 剂，水煎两次，各 200mL，早晚两次服用，4 周为 1 疗程。

【出处】尤可．心律失常辨证治疗十法［J］．山东中医杂志，2007，27（10）：659 - 661.

6. 加味炙甘草汤

【组成】炙甘草 30 克　生地黄 30 克　党参 15 克　桂枝 10 克　生姜 10 克　阿胶（烊化，兑服）10 克　麦冬 10 克　麻仁 10 克　三七（研末，冲服）5 克　当归 10 克　川

芎 10 克 丹参 10 克 大枣（掰开）7 颗

【功效】益气养阴，温阳复脉。

【主治】心律不齐，症见：心悸气短，失眠多梦，思虑劳心则甚神疲乏力，眩晕健忘，面色无华，口唇色淡，纳少腹胀，大便溏薄舌质淡，苔薄白脉细弱。

【用法】水煎服，每日 1 剂，水煎两次，各 200mL，早晚两次服用，4 周为 1 疗程。

【出处】刘硕年. 加味炙甘草汤治疗气血两虚型冠心病心律失常疗效观察 [J]. 现代中西医结合杂志，2012，21（32）：3569 - 3570.

7. 稳心复律汤

【组成】太子参 10 克 麦冬 10 克 黄精 10 克 当归 10 克 白芍 10 克 苦参 10 克 柴胡 10 克 五味子 10 克 青皮 10 克 法半夏 10 克 炙甘草 10 克

【功效】益气养阴，调肝理气。

【主治】室性早搏，症见：心悸不安，乏力、失眠多梦、胸部闷痛、盗汗、口渴、自汗、气短。舌质黯红或青紫，或有瘀点、瘀斑，脉结代、脉涩。

【用法】水煎服，每日 1 剂，水煎两次，各 200mL，早晚两次服用，4 周为 1 疗程。

【出处】熊万胜，杨敏，邓晓兰. 稳心复律汤治疗冠心病室性早搏临床观察. 湖北中医杂志，2010，32（3）：49 - 50.

8. 镇悸汤

【组成】人参 20 克 甘松 15 克 当归 15 克 磁石 10 克 珍珠母 15 克 阿胶 15 克

【功效】益气活血，镇悸安神。

【主治】室性早搏，症见：心悸不安次症乏力、失眠多梦、胸部闷痛、盗汗、口渴、自汗、气短。舌质黯红或青紫，或有瘀点、瘀斑，脉结代、脉涩。

【用法】水煎服，每日 1 剂，水煎两次，各 200mL，早晚两次服用，4 周为 1 疗程。

【出处】郭峰. 镇悸汤治疗冠心病室性早搏气阴两虚挟淤证的临床研究 [D]. 长春中医药大学，2008：21.

9. 二陷汤

【组成】黄芪 30 克 当归 15 克 麦门冬 15 克 知母 10 克 黄连 8 克 瓜蒌 10 克 法半夏 12 克

【功效】益气活血，滋阴清火、解郁祛痰。

【主治】室性早搏。

【加减】阳虚者加制附子（先煎）10克、桂枝8克；心前区疼痛者加炒延胡索15克、甘松15克；失眠多梦者加夜交藤15克、合欢皮15克；胆怯恐惧者加珍珠母30克、龙骨（先煎）30克。

【用法】水煎服，每日1剂，水煎两次，各200mL，早晚两次服用，4周为1疗程。

【出处】李光芒.二陈汤加减治疗过早搏动96例［J］.中国民间疗法，2012，20（7）：39.

10. 抗早复脉Ⅰ号

【组成】柴胡10克　当归10克　川芎10克　赤芍10克　生地黄10克　桔梗10克　枳壳10克　牛膝10克　甘松10克　水蛭10克　蜈蚣2条　炙甘草10克

【功效】疏肝理气，活血定悸。

【主治】室性早搏症见：心悸阵作，多因生气恼怒诱发或加重；心胸憋闷或心胸刺痛，常伴太息、嗳气、纳呆，舌紫暗或有瘀斑，脉结代或弦或涩。

【加减】若肝气郁滞明显者，酌加郁金10克、延胡索10克（二药均为血中气药，理气疏肝活血）；血瘀明显者，酌加三七（研末，冲服）10克以增活血之力；嗳气明显者，酌加旋覆花10克以降胃气；纳呆明显者，酌加生山楂10克、鸡内金10克以消食导滞。

【用法】水煎服，每日1剂，水煎两次，各200mL，早晚两次服用，4周为1疗程。

【出处】刘长玉，周琪，于志强.于志强从肝论治过早搏动的经验［J］.山东中医杂志，2012，32（5）：358－359.

11. 抗早复脉Ⅱ号

【组成】柴胡10克　白芍10克　栀子10克　黄连10克　苦参10克　青皮6克　青蒿12克　莲子心3克　生龙齿（先煎）30克　生甘草6克　牡丹皮10克

【功效】室性早搏症见：心悸阵作、易怒而烦、口干口苦、眩晕失眠、溲赤、便干，舌红苔薄黄，脉象弦滑而促。

【主治】清肝泻火、宁心定悸。

【加减】若肝火亢盛，风阳上扰，而眩晕明显者，酌加天麻10克、钩藤10克、夏枯草10克以清肝熄风；心烦不得眠者，酌加朱砂（研末，水飞，冲服）1克以宁心安神；舌红且暗，兼瘀血者，酌加丹参20克、生地黄20克凉血活血。

【用法】水煎服，每日1剂，水煎两次，各200mL，早晚两次服用，4周为1疗程。

【出处】刘长玉，周琪，于志强．于志强从肝论治过早搏动的经验［J］．山东中医杂志，2012，32（5）：358－359.

12. 抗早复脉Ⅲ号

【组成】陈皮10克　法半夏10克　茯苓10克　枳壳10克　竹茹10克　川黄连10克　苦参10克　紫石英（先煎）10克　生甘草6克　青蒿12克　夏枯草10克　合欢皮10克

【功效】清肝化痰，镇心定悸。

【主治】室性早搏，症见心悸而烦、胸闷呕恶、口苦口黏、眩晕阵作，或纳少痰多，舌红苔黄腻，脉象弦滑而促。

【加减】若兼见失眠明显者，增法半夏与夏枯草各15克（双夏汤）以调和阴阳；眩晕明显者，酌加天麻10克、钩藤10克平肝熄风；胸闷明显者，酌加石菖蒲10克、郁金10克涤痰行气开结；呕恶明显者，酌加苏叶10克、黄连6克。

【用法】水煎服，每日1剂，水煎两次，各200mL，早晚两次服用，4周为1疗程。

【出处】刘长玉，周琪，于志强．于志强从肝论治过早搏动的经验［J］．山东中医杂志，2012，32（5）：358－359.

13. 抗早复脉Ⅳ号

【组成】当归15克　白芍15克　酸枣仁30克　阿胶（烊化）10克　柏子仁10克　女贞子12克　旱莲草10克　炙甘草10克　琥珀粉（冲服）1.5克　川芎6克　大枣（掰开）5枚

【功效】养血柔肝，安神定悸。

【主治】室性早搏，症见心悸、怔忡、头晕惊惕、面色少华、神疲乏力、失眠易醒，舌淡苔白，脉弦或细、结代。

【加减】若心悸、惊惕明显者，加紫石英20克镇心定悸；兼心气不足，证见气短、汗多者，酌加沙参10克、五味子10克、浮小麦30克益气养心止汗；兼心阳不振、畏寒肢冷、脉迟缓者，加桂枝10克温通心阳；兼心阴不足，舌红苔少、心烦而悸者，加生地黄10克、知母10克、麦冬10克滋阴除烦。

【用法】水煎服，每日1剂，水煎两次，各200mL，早晚两次服用，4周为1疗程。

【出处】刘长玉，周琪，于志强．于志强从肝论治过早搏动的经验［J］．山东中医杂志，2012，32（5）：358－359.

14. 扶正和脉饮

【组成】生地 15 克　麦冬 12 克　党参 12 克　灵芝菌片 9 克　炙甘草 9 克　仙鹤草 9 克　五味子 9 克　阿胶（烊化）10 克　桂枝 15 克　白芍 12 克　生龙牡各 15 克　远志 12 克　茯苓 24 克　青蒿 15 克　丹参 12 克　胆南星 9 克　大枣 5 枚　生姜 3 片

【功效】益气养阴，安神定悸。

【主治】室性早搏，症见心悸不宁，胸闷气短，神疲乏力，胸痛隐隐，虚烦少眠，头晕目眩，口渴咽干。舌质稍红少津，苔少；脉虚细或促或代或结。

【加减】气虚甚者，加黄芪 30 克或重用党参至 30 克以加强益气之功；阴虚重者，生地与麦冬均加量至 20 克；兼湿盛者，加白术 10 克、薏苡仁 30 克以健脾利湿；兼血瘀甚者，加地龙 10 克、川芎 10 克以活血行气；兼痰浊者，加法半夏 10 克、瓜蒌 10 克。

【用法】水煎服，每日 1 剂，水煎两次，各 200mL，早晚两次服用，4 周为 1 疗程。

【出处】刘芳．扶正和脉饮治疗老年冠心病室性过早搏动的临床研究［D］．山东中医药大学，2012：12.

15. 心疾宁

【组成】生地 30 克　当归 20 克　黄连 9 克　黄芩 9 克　白芍 15 克　知母 15 克　人参 9 克　柏子仁 15 克　紫石英（先煎）30 克　酸枣仁 30 克　甘草 3 克

【功效】滋阴养血，泻火安神。

【主治】室性早搏，症见心悸不宁，思虑过度，心慌加重，心中烦躁不安、少寐多梦；胸部憋闷、气短；头晕目眩；腰膝酸软；五心烦热；口干。舌质红少津，少苔或无苔，脉细数或结、代。

【用法】水煎服，每日 1 剂，水煎两次，各 200mL，早晚两次服用，4 周为 1 疗程。

【出处】董晓辉．心疾宁方治疗过早搏动阴虚火旺证的临床疗效观察［D］．山东中医药大学，2013：20.

16. 扶阳通痹宁心汤

【组成】熟附子 12 克　黄芪 30 克　桂枝 12 克　白芍 15 克　党参 15 克　红花 9 克　当归 15 克　丹参 15 克　莪术 6 克　延胡索 15 克　水蛭 9 克　远志 12 克　酸枣仁 30 克　神曲 30 克　生姜 3 片　大枣 6 枚

【功效】扶阳通痹，宁心安神。

【主治】室性早搏，症见心悸气短，胸痛，憋闷，形寒肢冷。面色苍白，精神倦怠，小便清长。舌淡胖，苔薄白，脉沉迟或结代。

【加减】阳虚重者，可加制附子用量至 20 ~ 300 克或加用淫羊藿 10 克；气虚甚者，加大黄芪用量至 50 ~ 120 克或加用生地 15 克、红景天 10 克以加强益气之功；阳虚兼夹瘀血内停者，酌加土鳖 10 克、川芎 10 克、鸡血藤 10 克以活血行气；阳虚兼夹痰饮内停者，加茯苓 10 克、陈皮 6 克；肝气不舒者，加柴胡 10 克、香附 10克、郁金 10 克以疏肝解郁、行气活血；惊悸不安者，酌加龙骨（先煎）20 克、牡蛎（先煎）20 克镇惊安神。

【用法】水煎服，每日 1 剂，水煎两次，各 200mL，早晚两次服用，4 周为 1疗程。

【出处】丁喆．扶阳通痹宁心汤治疗老年冠心病室性过早搏动伴有亚临床甲状腺功能减退症的临床研究［D］．山东中医药大学，2013：12.

17. 疏肝养血安神方

【组成】郁金 20 克　川芎 10 克　白芍 30 克　人参 10 克　甘松 10 克　酸枣仁 30 克

【功效】疏肝养血，化瘀安神。

【主治】室性早搏症见胸闷痛，善太息，头晕眼花，面色苍白，气短，疲倦乏力，心烦不安，失眠。舌质淡或暗红或紫暗，苔薄白或薄黄，脉结、代或促。

【用法】水煎服，每日 1 剂，水煎两次，各 200mL，早晚两次服用，4 周为 1疗程。

【出处】黄修玲．疏肝养血、化瘀安神法治疗老年冠心病室性早搏的临床研究［D］．山东中医药大学，2005：15.

18. 敛心颗粒

【组成】黄连 6 克　制首乌 10 克　苦参 20 克　栀子 10 克　酸枣仁 10 克　五味子 10 克　淫羊藿 10 克　甘草 5 克

【功效】交通心肾，安神定悸。

【主治】室性早搏症见心悸不安，惊悸，健忘，失眠，心烦，腰腿酸软，夜尿频多，盗汗，耳鸣。舌质红，少苔，或无苔。脉细，或结，或代。

【用法】冲服，每日 1 剂，早晚两次服用，4 周为 1 疗程。

【出处】刘婕宇．中药复方敛心颗粒治疗冠心病室性过早搏动（心肾不交证）临床研究［D］．辽宁中医药大学，2010：10.

（杨柳　吴彬才　刘亚雄）

第四节　心力衰竭良方

心力衰竭简称心衰，是指由于心脏的收缩功能和或舒张功能发生障碍，不能将静脉回心血量充分排出心脏，导致静脉系统血液淤积，动脉系统血液灌注不足，从而引起心脏循环障碍症候群，此种障碍症候群集中表现为肺淤血、腔静脉淤血。临床主要表现为呼吸困难、乏力和液体潴留（肺淤血和外周水肿）。中医治疗多以活血化瘀、温阳利水。

1. 全真一气汤

【组成】熟地黄 15 克　麦冬 10 克　白术 10 克　人参 10 克　熟附子（先煎）6 克　牛膝 10 克　五味子 10 克

【功效】补益心气，温补肾阳。

【主治】心悸，短气，乏力，动则气喘，身寒肢冷，尿少，浮肿，腹胀便溏，面色灰青．，舌淡胖或有齿印，脉沉细或迟；阴分焦燥，上实下虚，上热下寒，阴竭于内，阳越于外，斑疹热极烦躁，上喘下泻。中风大病阴虚发热，吐血喘咳，一切虚劳重症。

【用法】水煎服，日 1 剂。

【出处】王丽萍．全真一气汤治疗冠心病慢性心衰心肾阳虚证的临床研究［D］．湖南中医药大学，2008：10.

2. 温阳益气汤

【组成】丹参 15 克　桃仁 9 克　赤芍 12 克　当归 15 克　桂枝 6 克　吴茱萸 9 克　黄芪 24 克　党参 15 克　陈皮 12 克　炙甘草 6 克

【功效】温阳益气，活血化瘀。

【主治】心悸、气短、胸闷（痛）、畏寒肢冷、面浮肢肿、疲倦乏力、自汗、气喘、小便短少、咳嗽咳痰、面色晦暗、口唇青紫或质暗，苔薄白或有瘀点，脉沉细无力或脉涩。

【用法】水煎服，日 1 剂。

【出处】黄静文．慢性心衰心肾证候观察及益心补肾法治疗心衰的实验研究［D］．广州中医药大学，2014：9.

3. 加味四逆汤

【组成】制附子（先煎）10 克　白芍 10 克　焦白术 20 克　炮姜 15 克　官桂 15 克

人参 25 克 甘草 10 克

【功效】回阳救逆。

【主治】年老伤寒，恶寒无热，身重倦卧，手足厥逆者，舌淡胖，或质暗，苔薄白或白腻，脉沉细无力或结代。

【用法】水煎服，日 1 剂。

【出处】加味四逆汤治疗慢性充血性心力衰竭心肾阳虚证临床研究［D］. 山东中医药大学，2013：12.

4. 加味真武汤

【组成】制附子（先煎）10 克 白术 10 克 白芍 10 克 猪苓 15 克 甘草 3 克 茯苓 15 克 桂枝 8 克 干姜 10 克 细辛 3 克

【功效】温阳利水。

【主治】心悸，短气乏力，气喘，身寒肢冷，尿少、浮肿、腹胀，舌淡胖或有齿印，脉沉细或迟。

【用法】水煎服，日 1 剂。

【出处】加味真武汤治疗心肾阳虚型慢性心衰的临床疗效观察［D］. 湖南中医药大学，2013：22.

5. 参附强心饮

【组成】党参 15 克 制附子（先煎）10 克 麦冬 15 克 五味子 10 克 玉竹 10 克 葶苈子 15 克 车前子 10 克 赤芍 6 克

【功效】益气养阴，回阳固脱。

【主治】阳气暴脱，症见四肢厥逆，冷汗淋漓，呼吸微弱，脉微欲绝。

【用法】水煎服，日 1 剂。

【出处】参附强心饮联合心脉隆注射液治疗心衰病（心肾阳虚证）的临床观察［D］. 南京中医药大学，2013：21.

6. 鹿角方

【组成】鹿角片 9 克 补骨脂 9 克 淫羊藿 9 克 茯苓 15 克 山茱萸 9 克 女贞子 9 克 沉香 9 克 当归 15 克

【功效】温肾助阳，化气行水。

【主治】心悸气短，疲倦乏力，面肢浮肿，自汗，胸闷痛，口干，气喘咳嗽，尿少，畏寒肢冷，质淡，苔薄白，脉沉细无力。

【用法】水煎服，日 1 剂。

【出处】蔡辉，胡婉英，王艳君，张俊慧，郭郡浩，胡兵 . 鹿角方改善充血性心力衰竭患者心脏功能的量化评估（英文）［J］．中国临床康复，2006，10（27）：152－155.

7. 心衰宁汤

【组成】红参20克　黄芪30克　附片（先煎）10克　丹参20克　益母草34克　红花9克　玉竹12克　炙甘草6克

【功效】温阳利水，益气活血。

【主治】喘息不能平卧，心悸，唇甲紫绀，颜面及肢体浮肿，形寒肢冷，脘痞腹胀，小便短少，大便溏泄，舌体胖大，质淡，苔薄白，脉沉细无力或结、代。

【用法】水煎服，日1剂。

【出处】王朝广．心衰宁汤治疗冠心病缺血性心肌病型心力衰竭（心肾阳虚）临床疗效观察［D］．贵阳中医学院，2013：17.

8. 强心汤

【组成】制附子（先煎）10克　桂枝12克　车前子（包煎）30克　益母草30克　葶苈子（包煎）6克　茯苓24克　白术15克　黄芪30克　人参12克　丹参20克　赤芍12克　炙甘草6克

【功效】温阳利水，益气强心。

【主治】心悸，喘息不能平卧，颜面及肢体浮肿，唇甲紫绀，形寒肢冷，大便溏泻，小便短少，脘痞腹胀，舌体胖大，质淡，苔薄白，脉沉细无力或结、代。

【用法】水煎服，日1剂。

【出处】郭淑福．强心汤治疗慢性心力衰竭心肾阳虚证的临床研究［D］．山东中医药大学，2012：10.

9. 补心益脉汤

【组成】制附子（先煎）20克　干姜15克　炙甘草20克　人参10克　麦冬20克　五味子10克　山茱萸15克　丹参15克

【功效】阴阳双补，复脉固脱。

【主治】喘息不能平卧，心悸，唇甲紫绀，小便短少、咳嗽咳痰、面色晦暗、口唇青紫或质暗，苔薄白或有瘀点，脉沉细无力或脉涩。

【用法】水煎服，日1剂。

【出处】吴华慧，刘兴奎．自拟救心益脉汤治疗充血性心力衰竭临床观察［J］．中国实用医药，2007，2（19）：72－73.

10. 固本救心方

【组成】党参25克　麦冬15克　五味子5克　茯苓皮30克　肉桂6克　白术30克

葶苈子15克　丹参20克　白芍30克　制附子（先煎）10克　大枣10克　炙甘草5克
生姜3片

【功效】益气养心，固肾助阳。

【主治】心悸，气短，乏力，颜面及肢体浮肿，唇甲紫绀，形寒肢冷，大便溏泻，小便短少，脘痞腹胀，舌体胖大，质淡，苔薄白，脉沉细无力或结、代。

【用法】水煎服，日1剂。

【出处】何怀阳，司贤臣，曾建斌，陈智军，伍建光，刘中勇. 固本救心方提高心衰患者生活质量的随机对照研究［A］. 江西省中西医结合学会心血管病专业委员会. 江西省第六次中西医结合心血管学术交流会论文集. 江西省中西医结合学会心血管病专业委员会，2013：5.

11. 强心通脉汤

【组成】黄芪40克　人参15克　白术20克　丹参30克　红花15克　三七15克
制附子（先煎）10克　桂枝15克

【功效】回阳救逆，益气活血。

【主治】畏寒肢冷、小便短少或下肢浮肿、严重者可出现胸水、腹水、全身浮肿、水饮凌心射肺、心慌不能平卧、咳白痰或泡沫样痰、舌淡白。

或紫黯、脉沉细或沉微欲绝。

【用法】水煎服，日1剂。

【出处】张艳，张溪媛，礼海杨，慢性心衰中医治疗经验撷菁［D］. 广州中医药大学，2009：11.

12. 温心汤

【组成】制附子（先煎）10克　红参10克　炙黄芪15克　葶苈子15克　红花10克

【功效】温阳益气，活血利水。

【主治】心肾阳虚，气虚血瘀证。心悸，不能平卧；面色晦暗痰中带血；大便溏泻，脉无力或结代。便不利，肢体浮肿，下肢尤甚，或伴胸水、腹水；气短、气喘，唇甲青紫，胸胁满闷，脘痞腹胀，胁下痞块；咳吐泡沫痰，或畏寒肢冷；舌体胖大质淡或有紫斑、瘀点，苔薄白，脉沉细。

【用法】水煎服，日1剂。

【出处】陈芳. 温心汤治疗慢性心力衰竭的临床研究［D］. 新疆医科大学，2009：13.

13. 温阳救心方

【组成】炙麻黄10克　制附子（先煎）10克　细辛3克　蒲黄10克　丹参20克

葛根 10 克

【功效】温阳散寒，活血化瘀，止痛安神。

【主治】气促，心悸、疲倦乏力，唇甲青紫，畏寒肢冷；舌体胖大质淡或有紫斑、瘀点，苔薄白，脉沉细。

【用法】水煎服，日 1 剂。

【出处】王大伟，杨喆，严夏. 温阳救心方对阳虚型慢性心衰大鼠心功能的影响 [J]. 中药新药与临床药理，2011，22（4）：410－414.

14. 益肾强心方

【组成】生晒参 10 克　制附子（先煎）6 克　葶苈子 12 克　黄连 10 克　桂枝 10 克　白芍 10 克　麦冬 10 克　泽泻 15 克　丹参 15 克　炙甘草 6 克

【功效】益肾强心，利水活血。

【主治】气促，心悸、疲倦乏力，肢体浮肿，下肢尤甚，或伴胸水、腹水，唇甲青紫，畏寒肢冷；舌体胖大质淡或有紫斑、瘀点，苔薄白，脉沉细。

【用法】水煎服，日 1 剂。

【出处】李永民，罗飞，贺金，常鸿. 益肾强心方对慢性心衰大鼠神经内分泌和血流动力学的影响 [J]. 时珍国医国药，2009，20（4）：929－931.

15. 生脉饮和炙甘草汤

【组成】人参 9 克　麦门冬 9 克　五味子 6 克　生地黄 10 克　麦冬 10 克　桂枝 6 克　当归 15 克　干姜 8 克

【功效】益气敛阴，通阳复脉。

【主治】汗多神疲，体倦乏力，气短懒言，咽干口渴，舌干红少苔，脉虚数。

【用法】水煎服，日 1 剂。

【出处】张希，胡松. 生脉饮合炙甘草汤治疗慢性心衰气阴两虚证 48 例总结 [J]. 湖南中医杂志，2007，23（6）：11－12.

16. 益气养阴汤

【组成】沙参 15 克　麦冬 30 克　五味子 4 克　延胡索 10 克　红花 10 克　板蓝根 15 克　田三七 5 克　薏苡仁 30 克　黄连 10 克　蜈蚣 2 克　大黄 10 克　牡丹皮 5 克

【功效】滋阴降火，益气活血。

【主治】心悸，气短，五心烦热，盗汗，少寐，眩晕，耳鸣，口干欲饮，舌红少苔或有裂痕，脉沉细无力或结代。

【用法】水煎服，日 1 剂。

【出处】刘颖. 益气养阴汤治疗慢性心力衰竭气阴两虚证的临床研究 [D]. 山

东中医药大学，2014：15.

17. 玉香参附汤

【组成】玉竹20克　香加皮5克　人参10克　制附子（先煎）10克　冬瓜皮30克
女贞子10克　桑寄生10克　丹参15克　泽兰10克　白前10克

【功效】益气养阴，补阳活血。

【主治】心悸，胸闷，气短或喘，乏力，面肢浮肿。

【用法】水煎服，日1剂。

【出处】吕建军，张月敬，段辉彦. 玉香参附汤对慢性心力衰竭患者舒张功能
的改善作用［J］. 中华中医药学刊，2014，33（12）：44.

18. 生脉饮合炙甘草汤

【组成】人参10克　麦冬10克　五味子5克　炙甘草10克　桂枝6克　生地15克
阿胶15克　麦冬10克　麻仁10克　生姜6克　大枣6克

【功效】益气养阴，通血复脉。

【主治】心悸，气短，盗汗，少寐，眩晕，口干欲饮，舌红少苔，脉沉细无力
或结代。

【用法】水煎服，日1剂。

【出处】张希，胡松. 生脉饮合炙甘草汤治疗慢性心衰气阴两虚证48例总结
［J］. 湖南中医杂志，2007，23（6）：11－12.

19. 心衰Ⅰ号方

【组成】生炙黄芪各30克　山茱萸12克　麦冬15克　海藻15克　桂枝9克　蒲黄
10克　路路通30克　苦参30克

【功效】益气养阴，利湿化浊。

【主治】气阴两虚、水湿痹阻；心悸，胸闷（痛），气短、咳嗽、咯痰，失眠，
神疲、乏力、纳差，舌暗红少津，苔薄少有裂纹，脉细弱。

【用法】水煎服，日1剂。

【出处】王强. 心衰Ⅰ号治疗舒张性心力衰竭的临床研究［D］. 南京中医药大
学，2013：9.

20. 心衰Ⅱ号方

【组成】当归10克　川芎10克　桃仁15克　红花5克　生地15克　柴胡10克
桔梗5克　赤芍15克　牛膝10克　黄芪15克　降香10克　甘草5克

【功效】益气活血。

【主治】心悸气急，喘促不得卧，口唇青紫，面色黯红，下肢浮肿，胁下积聚，

颈脉怒张，心胸阵阵隐痛，胸闷不适，舌质紫暗或有瘀斑，舌底脉络淤曲，苔白或厚腻，脉细涩或弦或结代。

【用法】水煎服，日1剂。

【出处】梁灿．心衰2号方对心衰血瘀证型患者 RAAS 系统的影响研究［D］．广州中医药大学，2009：11．

21. 回阳救急汤

【组成】制附子（先煎）9克　干姜6克　人参6克　炙甘草6克　炒白术9克　肉桂3克　陈皮6克　五味子3克　茯苓9克　法半夏9克

【功效】回阳固脱，益气生脉。

【主治】寒邪直中三阴，真阳衰微证。四肢厥冷，神衰欲寐，恶寒蜷卧，吐泻腹痛，口不渴，甚则身寒战栗，或指甲口唇青紫，或吐涎沫，舌淡苔白，脉沉微，甚或无脉。

【用法】水煎服，日1剂。

【出处】靳建明，王明明，李万义．回阳救急汤治疗慢性心力衰竭 180 例［J］．中国当代医药，2011，4（5）：100 – 101．

22. 逸心汤

【组成】瓜蒌10克　丹参12克　黄芪30克　桃仁10克　红花10克　茯苓10克　法半夏9克　薤白12克　陈皮6克　甘草6克

【功效】益气通阳，活血化瘀，祛痰通络。

【主治】心悸，气促、胸闷，动则加剧，口黏有痰，纳呆脘胀，身重身困，神疲乏力，恶心呕吐，痰多体胖，舌质紫暗或见紫斑或舌下脉络紫胀，苔腻（白或黄），脉滑或结代。

【用法】水煎服，日1剂。

【出处】辛福顺．逸心汤对痰瘀互结型慢性心力衰竭的临床疗效研究［D］．福建中医学院，2009：16．

23. 养心康

【组成】红参　黄芪　麦冬　五味子　毛冬青　益母草　葶苈子各10克

【功效】益气养阴，活血利水。

【主治】心悸，气短、神疲乏力、心烦、口干，舌红，苔薄白或少苔，脉滑或结代。

【用法】水煎服，日1剂。

【出处】黄衍寿，冼绍祥，吴辉．养心康治疗充血性心力衰竭临床研究［J］．

中国中西医结合急救杂志，2000，7（2）：71-74.

24. 温阳化水方

【组成】制附片（先煎）9克　白芍12克　炒白术15克　茯苓15克　干姜9克　细辛3克　五味子9克　葶苈子10克　黄芪12克　山药15克　麦冬12克　天花粉9克

【功效】温阳化水。

【主治】气喘或不得卧，咯吐泡沫痰，面肢浮肿，畏寒肢冷，尿少，腹胀，舌暗淡苔白滑，脉细促结代。

【用法】水煎服，日1剂。

【出处】曾羽．温阳化水方治疗慢性心力衰竭阳虚水泛证的疗效观察［D］．湖北中医药大学，2011：18.

25. 温阳强心汤

【组成】人参12克　制附子（先煎）10克　黄芪30克　桂枝12克　川芎15克　赤芍12克　酒大黄9克　茯苓15克　白术9克　泽泻12克　葶苈子12克

【功效】温阳益气，强心利尿。

【主治】心悸气喘，咯吐泡沫痰，面肢浮肿，畏寒肢冷，烦躁汗出，面唇甲青紫，颈部青筋暴露，小便短少，腹胀，舌暗淡苔白滑，脉细促结代。

【用法】水煎服，日1剂。

【出处】樊燕飞．温阳强心汤治疗阳虚水泛型慢性心力衰竭的临床研究［D］．山东中医药大学，2013：19.

26. 益心方

【组成】黄芪15克　党参15克　附子（先煎）10克　白术15克　茯苓15克　泽泻15克　丹参15克　葶苈子15克　益母草15克　炙甘草6克

【功效】助阳化气。

【主治】心悸气喘或不得卧，咯泡沫痰，面肢水肿，畏寒肢冷，烦躁出汗，颜面灰白，口唇发绀，尿少腹胀，或伴胸腔积液、腹腔积液。舌暗淡或暗红，苔白滑，脉细促或结代。

【用法】水煎服，日1剂。

【出处】李立荣．益心方治疗阳虚水泛型慢性心力衰竭的临床疗效观察［J］．实用心脑肺血管病杂志，2013，21（9）：48-50.

27. 复心汤

【组成】制附子（先煎）30克　淫羊藿30克　葶苈子30克　泽泻20克　当归15克　黄柏30克

【功效】温阳利水。

【主治】心悸气短或不得卧，咳吐泡沫痰，面肢浮肿，畏寒肢冷。烦躁汗出，颜面灰白，口唇青紫，尿少腹胀，或伴胸水、腹水。舌质暗淡或暗红，苔白滑，脉细促或结代。

【用法】水煎服，日1剂。

【出处】林鑫，复心汤对心衰大鼠模型丁 NF－a 及心肌细胞凋亡的影响［J］.山东中医药大学学报，2010，34（3）：7－9.

28. 心衰方

【组成】炙麻黄10克　制附子（先煎）5克　细辛5克　丹参15克　蒲黄15克葛根20克

【功效】温阳利水，活血化瘀。

【主治】心悸，气喘或不得卧，面肢浮肿，畏寒肢冷，尿少，腹胀，胸闷隐痛，动则气促、汗出，神疲乏力，面色㿠白，舌淡，苔白，唇紫舌黯，舌下系带瘀阻，脉涩迟、结代。

【用法】水煎服，日1剂。

【出处】郑民安，邱乐．心衰方治疗慢性充血性心力衰竭的临床研究［J］.中西医结合心脑血管病杂志，2009，7（8）：886－887.

29. 茯苓四逆汤

【组成】茯苓20克　制附子（先煎）6克　丹参15克　人参10克　干姜6克　炙甘草10克

【功效】温阳育阴，活血利水。

【主治】肢体浮肿，气喘，心悸，乏力，尿少，胸闷痛，咯痰，咳嗽，嗽畏寒肢冷，脉微欲绝。

【用法】水煎服，日1剂。

【出处】王评，夏裕，郑壁伟．茯苓四逆汤对慢性心衰患者晚期糖基化终产物的影响［J］.中国中医急症，2014，23（4）：629－631.

30. 补心逐瘀汤

【组成】生黄芪30克　白术30克　水蛭5克　枳实20克　泽泻30克　桃仁10克甘草10克

【功效】活血化瘀，益气行水。

【主治】胸闷憋喘，心悸气短，胸胁作痛，胁下痞块，浮肿，疲劳乏力，面色晦暗，唇甲青紫，舌质暗淡或紫，有瘀点，瘀斑，苔白滑或厚腻或紫暗，脉沉细或滑或涩或脉结代。

【用法】水煎服，日 1 剂。

【出处】李亚茹. 补心逐瘀汤干预气虚血瘀型慢性心力衰竭临床疗效评价 ［D］. 山东中医药大学，2014：10.

31. 芪苈强心汤

【组成】黄芪30克　附片（先煎）10克　人参12克　丹参15克　葶苈子30克　泽泻10克　红花12克　玉竹10克　陈皮12克　桂枝12克　香加皮10克

【功效】益气温阳，活血化瘀。

【主治】胸闷、胸痛、气短、动则气喘、心悸、乏力，面色晦暗、唇甲暗紫、舌质紫暗或有瘀点、瘀斑、脉沉弱或细涩。

【用法】水煎服，日 1 剂。

【出处】王嵩. 芪苈强心汤治疗左室射血分数正常的心力衰竭（中医气虚血瘀型）的疗效观察 ［D］. 山东中医药大学，2012：12.

32. 强心通脉汤

【组成】黄芪40克　人参15克　白术20克　丹参30克　红花15克　三七15克

【功效】益气活血，化瘀利水。

【主治】心悸，气短，活动劳累后心悸、气短加重，疲乏无力，面色淡白或自汗，胸闷痛，阵发性刺痛，固定，拒按，唇甲青紫，舌质黯淡或有瘀斑，脉沉涩或无力。

【用法】水煎服，日 1 剂。

【出处】张艳，张溪媛，礼海，杨硕. 慢性心衰中医治疗经验撷菁 ［J］. 中华中医药学刊，2009，28（4）：681 - 682.

33. 参芪心衰方

【组成】西洋参10克　黄芪30克　当归30克　法半夏10克　薤白15克　甘松10克　丹参30克　红花15克　川芎30克　水蛭10克　茯苓30克　猪苓30克　桂枝10克　炙甘草12克

【功效】气血亏虚，痰瘀互结证。

【主治】心悸，水肿，喘促，气短，动则气喘，身寒肢冷，面色晦暗唇甲青紫，舌质黯淡或有瘀斑，脉沉涩或无力。

【用法】水煎服，日 1 剂。

【出处】康庄，李士瑾. 参芪心衰方对慢性心力衰竭患者血清 sICAM - 1. IL - 6 水平的影响 ［J］. 中医研究，2013，26（1）：29 - 31.

34. 加味保元汤

【组成】人参 10 克　黄芪 30 克　茯苓 30 克　白术 20 克　肉桂 5 克　桂枝 10 克　赤芍 10 克　葶苈子 10 克　甘草 5 克　大枣 5 克

【功效】益气活血。

【主治】胸闷，气短，四肢乏力，浮肿，唇甲青紫，舌质暗淡或紫，有瘀点，瘀斑，苔白滑或厚腻或紫暗，脉沉细或滑或涩或脉结代。

【用法】水煎服，日 1 剂。

【出处】封硕，滕国华，曲燕. 加味保元汤治疗中医心衰病临床路径优化方案的临床分析［J］. 光明中医，2015，31（2）：288 - 289.

35. 芪苈山萸心衰方

【组成】黄芪 30 克　葶苈子 15 克　山茱萸 20 克　北五加皮 10 克　大枣 20 克　桂枝 15 克　煅龙牡各 15 克　丹参 20 克

【功效】益气活血，利尿消肿。

【主治】心悸，水肿，喘促，气短，动则气喘，颜面水肿或双下肢水肿，面色晦暗唇甲青紫，舌质黯淡或有瘀斑，脉沉涩或无力。

【用法】水煎服，日 1 剂。

【出处】刘育英，陈涛，张继红，周继刚，叶攀，许强，胡月琴. 芪苈山萸心衰方对充血性心力衰竭大鼠左心室重构影响的实验研究［J］. 湖北中医学院学报，2010，12（3）：7 - 9.

36. 舒心合方

【组成】黄芪 10 克　当归 10 克　川芎 10 克　益母草 30 克　葶苈子 30 克　牛膝 15 克

【功效】温阳益气，活血通脉。

【主治】心悸，怔忡，胸闷隐痛，动则气促、汗出，畏寒肢冷，神疲乏力，面色㿠白，舌淡，苔白，脉沉细、沉迟无力、结代或昏厥、脉微欲绝。

【用法】水煎服，日 1 剂。

【出处】滕玉莲，吕晓云. 舒心合方治疗舒张功能不全心力衰竭 60 例临床观察［J］. 中国中医急症，2003，12（2）：103 - 104.

37. 温阳方

【组成】炙麻黄 10 克　熟附子 20 克　细辛 3 克　蒲黄（包煎）15 克　丹参 15 克　葛根 20 克

【功效】温运阳气，活血化瘀。

【主治】心悸，喘促不得卧，端坐呼吸，面色苍白，汗出，形寒肢冷，颜面浮肿或肢冷浮肿或伴胸水、腹水，舌质淡或紫暗，舌体胖大，苔少或薄白，脉微细而弱，或见结、代、促之象。

【用法】水煎服，日1剂。

【出处】叶雨华. 温阳方对心衰心阳虚证患者的干预作用研究 [D]. 广州中医药大学，2009：19.

38. 益通复心汤

【组成】黄芪20克　党参20克　丹参30克　水蛭9克　川芎10克　降香10克葛根30克　赤芍10克　枳实15克　延胡索15克　刺五加30克　炙甘草10克

【功效】益气活血，通络止痛。

【主治】心悸，怔忡，动则气促、汗出，神疲乏力，胸痛固定不移，唇紫舌黯，舌下系带瘀阻，脉涩迟、结代。

【加减】阳虚、寒凝者加淫羊藿10克、制附子（先煎）6克、桂枝10克；阴虚者加首乌20克、寸冬10克、生地12克；痰浊内盛者加瓜蒌20克、薤白10克、石菖蒲15克；气滞较著者加郁金15克、柴胡15克；脉结代者加苦参15克；合并高血压者加天麻10克、钩藤15克、生龙牡各20克。

【用法】水煎服，日1剂。

【出处】白建忠，梅燕，邓华亮. 益通复心汤治疗冠心病心绞痛50例 [J]. 医学文选，2000，19（2）：204 - 205.

39. 补心方

【组成】黄芪20克　党参15克　干姜10克　桂枝10克

【功效】益心气，补心阳。

【主治】心悸气短，动辄益甚，神疲乏力，畏寒喜暖，舌淡胖，苔白滑，脉象沉弱。

【用法】水煎服，日1剂。

【出处】苑春元，周华，戎靖枫，史文静，刘茜，瞿惠燕，黄牧华，封舟. 补心方对慢性心衰大鼠脑钠肽、肌钙蛋白I及高能磷酸盐的影响 [J]. 中国实验方剂学杂志，2013，19（17）：235 - 239

40. 心衰参七强心方

【组成】人参15克　三七粉5克　黄芪40克　丹参30克　红花15克　益母草20克　葶苈子15克　茯苓15克

【功效】益气活血。

【主治】心悸，胸闷隐痛，动则气促、汗出，神疲乏力，面色㿠白，舌淡，苔白，唇紫舌黯，舌下系带瘀阻，脉涩迟、结代。

【用法】水煎服，日 1 剂。

【出处】王艳霞，张可，礼海，张艳．心衰参七强心方联合西药对慢性心衰患者血清脑利钠肽［D］．南京中医药大学，2013：20.

41. 养心方

【组成】人参 10 克　麦冬 15 克　田七 6 克　茯苓 15 克　法半夏 9 克

【功效】益气养阴，活血利水。

【主治】心悸，气短，疲乏，自汗，动则汗出，舌淡，苔白，唇紫舌黯，舌下系带瘀阻，脉涩迟、结代。

【用法】水煎服，日 1 剂。

【出处】洪创雄，李南夷，邓秀娟，李高兴，杨忠奇．养心方对慢性心衰血流动力学的影响［J］．中药新药与临床药理，2007，18（4）：298－300.

42. 益气养心汤

【组成】生晒参 10 克　川芎 10 克　红花 10 克　白术 15 克　黄芪 10 克　茯苓 60 克　制附子（先煎）5 克　桂枝 15 克　丹参 30 克

【功效】益气温阳活血。

【主治】心悸气短，胸胁作痛，颈部青筋暴露，瘀斑，胁下痞块，下肢浮肿。面色晦暗，唇甲青紫。舌脉：舌质紫暗或有瘀点、脉涩或结、代。

【用法】水煎服，每日 1 剂，水煎两次，各 200mL，早晚两次服用，8 周为 1 疗程。

【出处】唐林．益气养心汤治疗冠心病心衰临床研究［D］．辽宁中医药大学，2010：22.

43. 强心化痰汤

【组成】熟地 10 克　生晒参 10 克　炙紫菀 10 克　桑白皮 10 克　鱼腥草 30 克　法半夏 10 克　炙枇杷叶 30 克　浙贝母 10 克　葶苈子 10 克　矮地茶 10 克　黄芩 10 克　陈皮 10 克　百部 10 克

【功效】补肺清肺，化痰利水，宣通肺气。

【主治】心悸气急，咳嗽喘促，不能平卧，咳白痰或痰黄黏稠，胸脘痞闷；次症：头晕目眩，尿少浮肿，或伴痰鸣，或发热口渴；舌脉：舌暗淡或绛紫，苔白腻或黄腻，脉弦滑或滑数。

【加减】咳白痰者，去黄芩，加白芥子 10 克、紫苏子 10 克、莱菔子 10 克。

【用法】水煎服，日1剂。

【出处】李志，吕梁川，张婷，朱筱婧．强心化痰汤治疗慢性心力衰竭痰饮阻肺证30例临床观察［J］．湖南中医杂志，2015，31（1）：12－15.

44. 归脾汤

【组成】白术3克　人参6克　黄芪15克　当归10克　甘草6克　茯苓6克　远志6克　酸枣仁6克　木香3克　龙眼肉6克

【功效】益气补血，健脾养心。

【主治】心悸怔忡，健忘失眠，盗汗，体倦食少，面色萎黄，舌淡，苔薄白，脉细弱。

【用法】水煎服，每日1剂，水煎两次，各200mL，早晚两次服用，8周为1疗程。

【出处】韩天生，杨亚波，武文斌，刘磊．归脾汤预防顺铂联合吉西他滨化疗后加重心力衰竭的临床分析［J］．中国医药指南，2014，12（28）：281.

45. 桃红四物汤合苓桂术甘汤

【组成】熟地黄　茯苓　黄芪各30克　赤芍　炒白术各20克　当归　川芎各15克　桃仁　红花　桂枝　炙甘草各10克

【功效】补气健脾，活血化瘀，化痰利水。

【主治】心悸，咳嗽，恶心呕吐，舌淡，苔白腻，脉细无力。

【用法】水煎服，日1剂。

【出处】王文德．桃红四物汤合苓桂术甘汤联合西药治疗舒张性心力衰竭38例［J］．实用中西医结合临床，2013，13（5）：11－12.

46. 解氏救心汤

【组成】西洋参9克　制附子（先煎）10克　川芎15克　檀香10克　泽泻15克

【功效】温阳健脾，豁痰逐瘀。

【主治】胸闷气短，面色萎黄，恶寒发热，疲乏无力，胸闷、喘息不得平卧，心悸时作，咳嗽咳痰，双下肢轻度浮肿，小便不利，大便偏干，夜寐不安，舌体胖质瘀暗苔黄腻。

【用法】水煎服，每日1剂，水煎两次，各200mL，早晚两次服用，8周为1疗程。

【出处】刘璐坤．解氏救心汤治疗慢性心力衰竭的学术经验探寻［D］．大连医科大学，2014：23.

47. 暖心胶囊

【组成】红参 15 克　熟附子 10 克　薏苡仁 20 克　橘红 8 克　三七 10 克

【功效】益气暖心，通阳行瘀。

【主治】气促、四肢浮肿、心悸、疲倦乏力、自汗、胸闷、头晕、尿少、畏寒肢冷、腹胀，纳呆、气短、口唇紫暗、面色苍白、舌淡胖、舌质暗、脉弱无力、脉结或代。

【用法】口服。

【出处】王帅．暖心胶囊抗心衰作用及机理研究［D］．广州中医药大学，2009：25.

48. 心衰康

【组成】人参　桂枝　制附子　葶苈子各等份。上药蜜为丸

【功效】益气温阳，活瘀利水。

【主治】心悸气喘，面肢水肿，畏寒肢冷，面灰白，口唇发绀，尿少腹胀，或伴胸腔积液、腹腔积液舌暗淡或暗红，苔白滑，脉细促或结代。

【用法】每次 4 粒，每日 3 次服。

【出处】晋献春，孙建芝，朱明军，王显，孙慧君，霍根红，韩立华，王文霞．心衰康治疗充血性心力衰竭的临床研究［J］．中国中医药科技，1997，4（5）：266 - 268 + 5 - 6

49. 真武汤合苏葶丸

【组成】制附子（先煎）30 克　茯苓 30 克　白术 10 克　生姜 10 克　赤芍 15 克　葶苈子 20 克　苏子 20 克

【功效】温阳利水，活血祛痰。

【主治】心悸，气喘，咳嗽咯痰，面肢水肿，畏寒肢冷，口唇发绀，舌暗淡或暗红，苔白滑，脉细促或结代。

【用法】水煎服，日 1 剂。

【出处】张瑞卿．真武汤合苏葶丸治疗肺心病合并心衰的实验研究［D］．湖北中医学院，2004：21.

50. 益气化瘀冲剂

【组成】黄芪 60 克　红参 15 克　川芎 15 克　鸡血藤 30 克　水红花子 10 克　桂枝 10 克　制附子（先煎）15 克　炙甘草 10 克

【功效】益气温阳，活血化瘀。

【主治】面色淡白或晦暗，气短心悸，神疲乏力，口唇或甲床紫暗，舌暗淡或

有瘀点、瘀斑，脉沉细涩。

【用法】开水冲服。一次 5 克，一日 3 次。

【出处】杨宝元，杨阳，任秀英，高宪玺，冯伟，董印宏．益气化瘀冲剂治疗慢性收缩性心力衰竭气虚血瘀证患者 120 例临床观察［J］．中医杂志，2011，61（24）：2109－2111.

51．参草通脉颗粒

【组成】黄芪 30 克　丹参 30 克　人参 15 克　葶苈子 12 克　茯苓 20 克　红花 12 克　益母草 30 克　三七 5 克

【功效】益气利水，活血化瘀。

【主治】乏力，口唇紫暗，面色晦暗，胁下痞块，气喘，颈部青筋暴露，腹胀，尿少，舌质暗红、紫暗或有瘀斑瘀点，脉沉涩或结代。

【用法】冲服，每次一袋，每日 2 次。

【出处】林国伟．芪参益气滴丸治疗气虚血瘀型心力衰竭临床研究［D］．广州中医药大学，2014：29.

52．养心氏片

【组成】灵芝菌　党参　淫羊藿　黄芪　当归　山楂

【功效】益气活血。

【主治】气短，心悸，乏力，胸闷，自汗，面色晦暗，舌质淡黯、紫黯或有瘀点瘀斑；脉细弱或沉涩。

【用法】4 片/次，每日 3 次，餐后半小时服用。

【出处】张为，鲁卫星．养心氏片治疗冠心病慢性心力衰竭气虚血瘀证临床研究［J］．辽宁中医药大学学报，2010，12（3）：115－118.

53．人参健心胶囊

【组成】人参　黄芪　桂枝　白术　茯苓　泽泻　丹参　水蛭

【功效】温阳利水，活血化瘀。

【主治】心悸，乏力，胸闷胸痛，气短，动则气喘，身寒肢冷，面色晦暗，唇甲暗紫，咳嗽，咯痰，尿少，失眠等，舌质紫暗或有瘀点、瘀斑，脉沉弱或细涩。

【用法】口服，一次 6 粒，一日三次。

【出处】边玉洁．人参健心胶囊治疗气虚血瘀型慢性心力衰竭的临床疗效［D］．山东中医药大学，2014：11.

54．参芪养心颗粒

【组成】党参　黄芪　麦冬　五味子　丹参　葶苈子

【功效】益气养阴。

【主治】心悸气短，胸胁作痛，颈部青筋暴露，胁下痞块，下肢浮肿，面色晦暗，唇甲青紫，舌质紫暗或有瘀点、瘀斑，或结代。

【用法】冲服，一次一包，一日三次。

【出处】参芪养心颗粒对慢性心力衰竭气虚血瘀证患者心肌能量代谢的临床研究［D］. 南京中医药大学，2013：10.

55. 芪心合剂

【组成】黄芪　桂枝　葶苈子　水蛭　车前子　乌梅　北香加皮

【功效】益气温阳，活血化瘀。

【主治】心悸、气短，气喘，下肢浮肿，颈部青筋暴露，胁下痞块，畏寒肢冷，倦怠乏力，胸闷，自汗，咳吐泡沫痰，尿少，腹胀，面色晦暗，口唇紫绀，或伴胸水、腹水，舌质淡或晦暗，或紫暗或有瘀斑、瘀点，脉象细促或涩或结代。

【用法】口服，每次 10mL，每日三次。

【出处】刘军. 芪心合剂治疗慢性心力衰竭气虚血瘀阳虚水泛证临床研究［D］. 南京中医药大学，2007：10.

56. 人参健心胶囊

【组成】人参 10 克　黄芪 15 克　桂枝 8 克　白术 15 克　茯苓 10 克　泽泻 10 克　丹参 10 克　水蛭三条

【功效】益气活血，养心复元。

【主治】自悸，乏力，胸闷胸痛，气短，动则气喘，身寒肢冷，面色晦暗，唇甲暗紫，咳嗽，咯痰，尿少，失眠，舌质紫暗或有瘀点、瘀斑，脉沉弱或细涩。

【用法】口服，每次两粒，每日三次。

【出处】边玉洁. 人参健心胶囊治疗气虚血瘀型慢性心力衰竭的研究［D］. 山东中医药大学，2014：27.

58. 益心泰丸

【组成】黄芪　红花　丹参　猪苓　泽泻

【功效】补气，活血，利水。

【主治】心悸气短，胸胁作痛，颈部青筋暴露，胁下痞块，下肢浮肿，面色晦暗，唇甲青紫，尿少，舌淡胖或紫暗、苔薄白、脉沉细或细涩。

【用法】口服，一次两粒，一日三次。

【出处】邝娜. 益心泰调节慢性心衰气虚血瘀水停证患者 NT - proBNP 的临床疗效观察［D］. 湖南中医药大学，2014：22.

60. 心悦胶囊

【组成】西洋参　三七

【功效】活血益气养心。

主治】心悸肢肿，胸闷气憋，舌淡，苔白，唇紫舌黯，舌下系带瘀阻，脉涩迟、结代。

【用法】口服，一次三粒，一日三次。

【出处】郁诚．心悦胶囊治疗冠心病慢性充血性心衰气虚血瘀型的临床分析[J]．大家健康（学术版），2013，29（7）：62－63.

62. 暖心胶囊

【组成】人参10克　制附子9克　薏苡仁15克　茯苓15克　法半夏9克　橘红10克　三七5克

【功效】益气温阳化痰。

【主治】心悸、怔忡，胸闷或痛，气短，喘息，动则益甚；倦怠乏力，颜面或肢体浮肿或伴胸水、腹水，舌淡胖，或质暗，苔薄白或少苔，脉细数无力或促代。兼证：面色苍白或黯，纳呆、腹胀、尿少，口唇紫暗，头晕神疲，自汗、盗汗。

【用法】口服。一日两粒，一日三次。

【出处】邹旭，刘泽银，林晓忠，潘光明，麦舒桃，严夏，吴焕林，李松，张峰，罗英．暖心胶囊治疗慢性心衰气虚血瘀证50例临床观察［J］．江苏中医药，2006，51（3）：34－35.

63. 心衰合剂

【组成】黄芪　桑白皮　防己　葶苈子　丹参

【功效】益气利水化痰。

【主治】主症：①气急；②咳嗽喘促；③不能平卧；④咳白痰或痰黄粘稠；⑤胸部痞闷，心悸气短，劳则加重。次症：①下肢浮肿；②动则喘甚；③尿少；⑥胁下痞块；④面色晦暗，唇甲青紫；⑤颈部青筋暴舌脉；舌暗淡、紫暗，或有瘀点、瘀斑，苔白腻或黄腻，脉弦滑、滑数，或涩，或结代。

【用法】口服，一次一支，一天三次。

【出处】仇盛蕾．心衰合剂对冠心病心力衰竭患者代谢组学及生存质量的影响［D］．北京中医药大学，2014：29.

64. 破格救心汤

【组成】制附子（先煎）30～200～300克　干姜60克　炙甘草60克　高丽参10～30克（加煎浓汁兑服）　山萸净肉60～120克　生龙牡粉　活磁石粉各30克　麝香0.5克

（分次冲服）

【**功效**】益心阳，通心脉。

【**主治**】气促，颜面轻度浮肿，少许前额疼痛。症见：气促，活动后加重，紫绀，双下肢轻度浮肿，咳嗽，痰黄难咯，四肢欠温，渴不欲饮，纳眠差，小便量多，大便稍干。舌淡红，苔薄白，两脉轻取浮，中取、沉取细弱无力。

【**用法**】水煎服，日1剂。

【**出处**】邝晓莹. 破格救心汤治疗虚证急性左心衰的短期疗效研究［D］. 广州中医药大学，2012：21.

（陈志成 黎 娟 杨 柳）

第五节 动脉粥样硬化良方

动脉粥样硬化是一组动脉硬化的血管病中常见的最重要的一种，其特点是受累动脉病变从内膜开始。一般先有脂质和复合糖类积聚、出血及血栓形成，纤维组织增生及钙质沉着，并有动脉中层的逐渐蜕变和钙化，病变常累及弹性及大中等肌性动脉，一旦发展到足以阻塞动脉腔，则该动脉所供应的组织或器官将缺血或坏死。由于在动脉内膜积聚的脂质外观呈黄色粥样，因此称为动脉粥样硬化。

高血压是促进动脉粥样硬化发生、发展的重要因子，而动脉因粥样硬化所致的狭窄又可引起继发性高血压。因此二者之间互相影响，互相促进，形影不离。高血压促进动脉粥样硬化，多发生于大、中动脉，包括心脏的冠状动脉、头部的脑动脉等这些要塞通道。高血压致使血液冲击血管内膜，导致管壁增厚、管腔变细。管壁内膜受损后易为胆固醇、脂质沉积，加重了动脉粥样斑块的形成。因此，高血压是动脉粥样硬化的危险因子。

动脉粥样硬化的症状主要决定于血管病变及受累器官的缺血程度，主动脉粥样硬化常无症状，冠状动脉粥样硬化者，若管径狭窄达75％以上，则可发生心绞痛、心肌梗死、心律失常，甚至猝死。中医通过健脾化痰、活血祛瘀、补益肝肾、通络降脂等治法对此病有较好的疗效。

1. 益肾通络汤

【**组成**】熟地15克　补骨脂15克　法半夏10克　胆南星10克　川芎10克　田七10克

【功效】益肾温阳，活血通络。

【主治】动脉粥样硬化。

【用法】水煎服，每日 1 剂，水煎两次，各 200mL，早晚两次服用，3 个月为 1 疗程。

【出处】程红，罗陆．益肾通络汤对兔动脉粥样硬化模型平滑肌细胞凋亡的干预作用［J］．中西医结合心脑血管病杂志．2009，7（5）：551－552.

2. 通脉稳心汤

【组成】瓜蒌 10 克 薤白（酒泡）10 克 法半夏 10 克 枳实 10 克 大黄 6 克 丹参 20 克 红花 5 克 三七粉 5 克（冲服） 山楂 12 克 黄芪 30 克 葛根 30 克 琥珀 15 克

【功效】低心肌耗氧量，改善心肌缺血、抗心律失常、降血脂，抗动脉粥样硬化、扩张血管，降低血压的效果。

【主治】冠心病心绞痛、动脉粥样硬化症、高脂血症等。

【用法】凉水煎熬，每次服用 200mL 每天饮用 3 次，且在早、中、晚空腹服用。4 周为一疗程。

【出处】赵保忠．观察自拟通脉稳心汤治疗冠心病心绞痛的临床疗效［J］．大家健康（学术版）．2014.30（17）：148－149

3. 加味瓜蒌薤白半夏汤

【组成】薤白 15 克 瓜蒌 15 克 法半夏 10 克 神曲 10 克 山楂 10 克 茯苓 15 克 陈皮 6 克 石菖蒲 6 克 炙甘草 6 克

【功效】宣痹通阳，豁痰开结。

【主治】冠状动脉粥样硬化患者。痰浊壅塞型胸痹。

【用法】水煎服，每日 1 剂，水煎两次，各 200mL，早晚两次服用，3 个月为 1 疗程。200mL/次，2 次/天，早晚餐后 0.5 小时温服。两组疗程均为 2 周。

【出处】代娜，曲辑．加味瓜蒌薤白半夏汤对痰浊壅塞型胸痹患者血栓素 B2、6－酮前列环素 F1α 水平的影响［J］．中国老年学杂志．2014.34（23）：6771－6772.

4. 益气活血方（1）

【组成】炙甘草 5 克 黄芪 15 克 丹参 15 克 太子参 10 克 川芎 15 克 三七 10 克 当归 10 克 陈皮 9 克 红花 10 克 桂枝 12 克 白芍 12 克

【功效】益气活血。改善老年冠心病患者血脂、血流动力学指标，继而达到消解冠状动脉粥样硬化斑块、改善心肌供血情况。

【主治】气滞血瘀型胸痹。心绞痛、心律失常、胸闷等情况。

【用法】水煎服，每日 1 剂，水煎 2 次分服，每次煎至 150mL。

【出处】卜莺莺，王波．瑞舒伐他汀钙联合益气活血方治疗老年冠心病的临床研究 ［J］．中南药学．2014.12（12）：1257－1259.

5. 益气活血方（2）

【组成】黄芪 30 克　赤芍 9 克　川芎 9 克　当归 9 克　地龙 9 克　丹参 9 克　白藜芦 9 克　穿龙薯蓣 9 克　女贞子 9 克

【功效】补益心气，活血通络。调节脂代谢，稳定动脉粥样硬化斑块，增加心肌供血及对缺血的耐受性。

【主治】动脉粥样硬化，冠心病（气虚血瘀证）。

【用法】水煎服，每日 1 剂，水煎两次，各 200mL，早晚两次服用，3 个月为 1 疗程。浓煎成 100mL，分早晚温服。

【出处】王玲，刘晓铭．益气活血方干预老年冠状动脉粥样硬化性心脏病临床观察 ［J］．中国中医急症．2014.23（12）：2299－2301.

6. 益气活血解毒汤

【组成】红参 5 克　丹参 10 克　丹皮 10 克　连翘 10 克　黄芩 10 克　水蛭 6 克

【用法】水煎服，每日 1 剂，水煎两次，各 200mL，早晚两次服用，3 个月为 1 疗程。3 周一疗程。

【功效】益气，活血，解毒。

【主治】动脉粥样硬化。

【出处】汪健，胡业彬，汪玲，何佳，张叶祥．益气活血解毒汤对动脉粥样硬化患者血脂、细胞间粘附分子－1.C 反应蛋白的影响 ［J］．中国临床保健杂志．2008.11（2）：126－128.

7. 稳斑汤

【组成】全蝎 10 克　蜈蚣 2 条　地龙 15 克　陈皮 15 克　法半夏 15 克　白术 15 克　水蛭 15 克

【功效】化瘀祛痰。有效干预动脉粥样硬化斑块的形成及破裂。

【主治】动脉粥样硬化。

【用法】水煎服，每日 1 剂，水煎两次，各 200mL，早晚两次服用，3 个月为 1 疗程。

【出处】迟映雪，宫丽鸿．搜风祛痰中药复方对 ApoE 基因敲除小鼠动脉粥样硬化不稳定斑块 HO－1 和 PPARγ 表达的影响 ［J］．中国中医急症．2015.24（1）：4

-6, 55.

8. 益脉降脂汤

【组成】黄精20克　山楂20克　黄芪10克　白术10克　茯苓10克　泽泻10克　何首乌10克　枸杞子10克　菊花10克　丹参10克　草决明10克　绞股蓝10克

【功效】健脾化痰，滋补肝肾，活血化瘀。

【主治】治疗动脉粥样硬化及心、脑血管疾病。

【用法】每日1剂，浓煎至100mL，早晚2次分服，30天为1个疗程，共3个疗程。

【出处】刘华盛，彭绍杰，康善平，王丽. 益脉降脂汤对高脂血症患者C反应蛋白及血液流变学的影响［J］. 河南中医. 2015. 40（2）：329 - 330.

9. 加减活络效灵丹

【组成】丹参30克　三七4克　乳香12克　没药12克

【功效】活血化瘀。

【主治】动脉粥样硬化。

【用法】水煎服，每日1剂，水煎两次，各200mL，早晚两次服用，3个月为1疗程。

【出处】邓茹月. "加减活络效灵丹"对 ApoE$^{-(-/-)}$ 小鼠动脉粥样硬化的早期干预作用［D］. 北京中医药大学，2014：23.

10. 丹栝方

【组成】丹参20克　瓜蒌10克　川芎10克　郁金10克　赤芍10克　薤白10克　白僵蚕10克

【用法】水煎服，每日1剂，水煎两次，各200mL，早晚两次服用，3个月为1疗程

【功效】活血化瘀。

【主治】糖尿病合并动脉粥样硬化。

【出处】衡先培，黄苏萍，程心玲等. 丹栝方干预糖尿病动脉粥样硬化大鼠糖脂代谢及氧化应激研究［J］. 中国中西医结合杂志. 2013. 33（02）：244 - 251.

11. 心脉活血汤

【组成】七叶莲12克　川芎10克　当归9克　牛膝9克　桃仁10克　生地9克　桔梗9克　红花12克　枳壳9克　柴胡9克　厚朴9克　甘草6克

【功效】活血化瘀，理气通络。

【主治】动脉粥样硬化。

【用法】水煎服，每日 1 剂，水煎两次，各 200mL，早晚两次服用，3 个月为 1 疗程。

【出处】周红．心脉活血汤对改善冠心病心绞痛血瘀证患者血管内皮功能的价值分析［J］．中国煤炭工业医学杂志．2013.17（11）：1809 - 1810.

12. 温阳益心活血化痰复方

【组成】人参 10 克　黄芪 30 克　桂枝 10 克　薤白 10 克　瓜蒌 10 克　法半夏 10 克　赤芍 10 克　白芍 20 克

【功效】温阳益心，活血化痰。

【主治】动脉粥样硬化。心前区疼痛，或痛引肩背，两臂内痛，感寒痛甚或遇寒发病、心悸、气短、面色苍白、四肢厥冷，舌淡暗、苔白，脉沉弱等症状。

【用法】水煎服，每日 1 剂，水煎两次，各 200mL，早晚两次服用，3 个月为 1 疗程。

【出处】唐丹丽．温阳益心活血化痰法对动脉粥样硬化大鼠抗炎作用机理研究［D］．黑龙江中医药大学，2006：9.

13. 软脉灵

【组成】何首乌 15 克　熟地 15 克　枸杞子 12 克　当归 10 克　川芎 10 克　丹参 20 克　人参 10 克

【功效】滋补肝肾，活血通络。

【主治】保护血管内皮细胞、改善血管功能的作用。

【用法】水煎服，每日 1 剂，水煎两次，各 200mL，早晚两次服用，3 个月为 1 疗程。

【出处】曾细阳．软脉灵口服液对实验性动脉粥样硬化斑块内血管新生的影响［D］．福建医科大学，2012：13.

14. 补肾煎

【组成】熟地黄 10 克　泽泻 10 克　菟丝子 10 克　枸杞子 10 克　葛根 10 克　何首乌 10 克　淫羊藿 10 克

【功效】补肾精，益气血。

【主治】女性绝经后动脉粥样硬化。

【用法】水煎服，每日 1 剂，水煎两次，各 200mL，早晚两次服用，3 个月为 1 疗程。

【出处】何春燕，傅晓东，陈伟华等．补肾法对去势兔动脉粥样硬化原代培养平滑肌细胞凋亡及血小板源生长因子 AmRNA 等表达的影响［J］．中医杂志．2004，

45（12）：934 – 936.

15. 补肾活血方

【组成】冬虫夏草 5 克　熟地 15 克　山茱萸 12 克　山药 12 克　丹皮 15 克　茯苓 15 克　泽泻 12 克　丹参 20 克　川芎 10 克　三棱 10 克　莪术 10 克　柴胡 10 克

【功效】滋补肝肾，益气健脾，行气活血。

【主治】动脉粥样硬化。

【用法】水煎服，每日 1 剂，水煎两次，各 200mL，早晚两次服用，3 个月为 1 疗程。

【出处】张勉之，张大宁．补肾活血法治疗动脉粥样硬化 56 例［J］．陕西中医，2002，23（2）：128 – 130.

16. 补肾活血化痰方

【组成】熟地黄 15 克　补骨脂 15 克　法半夏 10 克　胆南星 10 克　川芎 10 克　田七 10 克

【功效】补肾活血化痰。

【主治】阻碍或延缓动脉粥样硬化进展，降低动脉粥样硬化斑块易损性。

【用法】水煎服，每日 1 剂，水煎两次，各 200mL，早晚两次服用，3 个月为 1 疗程。

【出处】程红．补肾活血化痰方对动脉粥样硬化斑块易损性影响的研究［D］．广州中医药大学，2009：17.

17. 参芪复方

【组成】人参 10 克　黄芪 30 克　山药 12 克　山茱萸 15 克　生地黄 20 克　天花粉 15 克　丹参 20 克　制大黄 6 克

【功效】益气养阴，清热生津，活血化瘀。

【主治】糖尿病合并动脉粥样硬化。

【用法】水煎服，每日 1 剂，水煎两次，各 200mL，早晚两次服用，3 个月为 1 疗程。

【出处】张红敏，陈世伟，谢春光，等．参芪复方抗自发性糖尿病 GK 大鼠早期动脉粥样硬化的作用机制［J］．中国中药杂志．2006，31（15）：1272 – 1276.

18. 冠心 1 号方

【组成】黄芪 30 克　麦冬 15 克　丹参 20 克　降香 6 克　桂枝 12 克

【功效】益气养阴，活血通阳。

【主治】动脉粥样硬化。

【用法】水煎服，每日 1 剂，水煎两次，各 200mL，早晚两次服用，3 个月为 1 疗程。

【出处】李广浩，王佑华，杨建梅，等．冠心 1 号对实验性动脉粥样硬化大鼠血清 NO，SOD，MDA 的影响［J］．安徽医药．2009，13（4）：372 - 373．

19．冠心Ⅱ号

【组成】丹参 20 克　川芎 10 克　红花 5 克　赤芍 12 克　降香 6 克

【功效】活血化瘀，行气止痛。

【主治】动脉粥样硬化。

【用法】水煎服，每日 1 剂，水煎两次，各 200mL，早晚两次服用，3 个月为 1 疗程。

【出处】王煜．冠心Ⅱ号主要吸收成分羟基红花黄色素 A 抗动脉粥样硬化的机理及相对贡献度研究［D］．中南大学，2014：20．

20．复方冠心康

【组成】黄芪 30 克　全瓜蒌 15 克　薤白 12 克　法半夏 10 克　益母草 25 克　丹参 20 克

【功效】益气活血，化痰降浊。

【主治】动脉粥样硬化。

【用法】水煎服，每日 1 剂，水煎两次，各 200mL，早晚两次服用，3 个月为 1 疗程。

【出处】毛美娇，胡俊萍，王从，等．冠心康对 ApoE$^{-/-}$ 动脉粥样硬化小鼠 PPARγ - LXRα - ABCA1 信号通路的影响［J］．中西医结合学报．2012，10（7）：814 - 820．

21．荷丹片方

【组成】荷叶 12 克　丹参 20 克　山楂 15 克　补骨脂 12 克　番泻叶 5 克

【功效】化痰降浊，活血化瘀，补肝益肾，润肠通便。

【主治】动脉粥样硬化。

【用法】水煎服，每日 1 剂，水煎两次，各 200mL，早晚两次服用，3 个月为 1 疗程。

【出处】周玉娟，任明，刘莉，等．荷丹片对动脉粥样硬化大鼠氧化应激的影响［J］．天津医药．2012，40（7）：698 - 700．

22．祛痰方

【组成】茯苓 15 克　法半夏 10 克　石菖蒲 10 克

【功效】健脾祛痰。

【主治】动脉粥样硬化。

【用法】水煎服，每日 1 剂，水煎两次，各 200mL，早晚两次服用，3 个月为 1 疗程。

【出处】贾连群，杨关林，任路，等. 化瘀祛痰方药及其拆方对内皮细胞 TLR4/NF – kB 炎症信号通路干预的研究 ［J］. 中国老年学杂志 . 2012，32（23）：5159 – 5161.

23. 化瘀方

【组成】丹参 20 克　川芎 10 克　赤芍 10 克　郁金 10 克

【功效】活血化瘀。

【主治】动脉粥样硬化。

【用法】水煎服，每日 1 剂，水煎两次，各 200mL，早晚两次服用，3 个月为 1 疗程。

【出处】贾连群，杨关林，任路，等. 化瘀祛痰方药及其拆方对内皮细胞 TLR4/NF – kB 炎症信号通路干预的研究 ［J］. 中国老年学杂志 . 2012，32（23）：5159 – 5161.

24. 补气方

【组成】党参 15 克　黄芪 30 克　绞股蓝 15 克

【功效】补益心气。

【主治】动脉粥样硬化。

【用法】水煎服，每日 1 剂，水煎两次，各 200mL，早晚两次服用，3 个月为 1 疗程。

【出处】贾连群，杨关林，任路，等. 化瘀祛痰方药及其拆方对内皮细胞 TLR4/NF – kB 炎症信号通路干预的研究 ［J］. 中国老年学杂志 . 2012，32（23）：5159 – 5161.

25. 化瘀祛痰方

【组成】党参 15 克　黄芪 30 克　绞股蓝 15 克　丹参 20 克　茯苓 15 克　法半夏 10 克　菖蒲 10 克　川芎 10 克　赤芍 12 克　郁金 10 克

【功效】益气祛痰化瘀。

【主治】动脉粥样硬化。

【用法】水煎服，每日 1 剂，水煎两次，各 200mL，早晚两次服用，3 个月为 1 疗程。

【出处】贾连群，杨关林，任路，等．化瘀祛痰方药及其拆方对内皮细胞 TLR4／NF－kB 炎症信号通路干预的研究 [J]．中国老年学杂志．2012，32（23）：5159－5161．

26. 黄芪失笑散

【组成】黄芪30克　蒲黄20克　五灵脂20克

【功效】补益心脾之气，活化心胸之瘀滞。

【主治】动脉粥样硬化。

【用法】水煎服，每日1剂，水煎两次，各200mL，早晚两次服用，3个月为1疗程。

【出处】祝光礼．黄芪失笑散对大鼠动脉粥样硬化的保护作用 [J]．中华中医药学刊．2008，26（8）：1614－1617．

27. 加味泽泻汤

【组成】桃仁12克　红花6克　丹参10克　川芎9克　泽泻30克　炒白术15克

【功效】活血祛瘀，祛痰利湿。

【主治】动脉粥样硬化。

【用法】水煎服，每日1剂，水煎两次，各200mL，早晚两次服用，3个月为1疗程。

【出处】刘金元，杨冬娣，张慧婕．加味泽泻汤对动脉粥样硬化模型大鼠的治疗作用 [J]．江苏中医药，2008，53（6）：86－88．

28. 解毒活血方

【组成】虎杖15克　赤芍15克　川芎10克

【功效】调和血脉，清散瘀毒。

【主治】动脉粥样硬化。

【用法】水煎服，每日1剂，水煎两次，各200mL，早晚两次服用，3个月为1疗程。

【出处】张京春，陈可冀，刘剑刚，张文高，史大卓，刘龙涛，殷惠军，徐浩．解毒活血配伍方药对载脂蛋白E基因敲除小鼠血清超敏C反应蛋白的影响 [J]．中国中西医结合杂志．2008，28（4）：330－333．

29. 补肾益气方

【组成】熟地15克　何首乌15克　黄芪30克　补骨脂9克　山茱萸10克　肉苁蓉10克　巴戟天10克　麦冬20克　五味子10克

【功效】补肾益气。

【主治】动脉粥样硬化。

【用法】水煎服，每日 1 剂，水煎两次，各 200mL，早晚两次服用，3 个月为 1 疗程。

【出处】潘露茜，顾耘. 林水淼治疗老年动脉粥样硬化经验举隅［J］. 中医文献杂志. 2015，33（1）：45－48.

30. 宁心痛方

【组成】黄芪 30 克　葛根 30 克　川芎 10 克　毛冬青 10 克　细辛 3 克

【功效】益气活血。

【主治】动脉粥样硬化。

【用法】水煎服，每日 1 剂，水煎两次，各 200mL，早晚两次服用，3 个月为 1 疗程。

【出处】吴同启. 宁心痛颗粒干预模型兔动脉粥样硬化易损斑块的作用及机制研究［D］. 南京中医药大学，2011：23.

31. 七味三芎汤

【组成】三七粉 3 克　川芎 9 克　生地 12 克　白芍 12 克　当归 9 克　檀香 6 克　丹参 30 克

【功效】活血化瘀。调节血脂代谢、抑制血管平滑肌增殖、保护血管内皮细胞等作用，并可干预斑块的稳定性。

【主治】高脂血症。

【用法】水煎服，每日 1 剂，水煎两次，各 200mL，早晚两次服用，3 个月为 1 疗程。

【出处】李瀛均，陆健，范秀风，职利琴，王红. 七味三芎汤对实验性动脉粥样硬化大鼠血脂、SOD、MDA 的影响［J］. 江苏中医药. 2011，43（10）：85－86.

32. 芪丹煎

【组成】炙黄芪 18 克　丹参 15 克　姜黄 10 克　降香 6 克　川芎 10 克　炙甘草 6 克

【功效】益气活血通络。

【主治】动脉粥样硬化。

【用法】水煎服，每日 1 剂，水煎两次，各 200mL，早晚两次服用，3 个月为 1 疗程。

【出处】夏先明. 芪丹煎对动脉粥样硬化家兔转化生长因子血管细胞粘附分子及低密度脂蛋白受体的影响［D］. 河北医科大学，2004：15.

33. 芪脂饮

【组成】黄芪30克　丹参20克　五灵脂9克　生蒲黄10克　赤芍12克　川芎10克

【功效】益气活血。

【主治】动脉粥样硬化。

【用法】水煎服，每日1剂，水煎两次，各200mL，早晚两次服用，3个月为1疗程。

【出处】李海英，杨晓庆.芪脂饮对动脉粥样硬化家兔环磷酸腺苷含量的影响.中国美容医学.2010，19（Z4）：346.

34. 芪蛭合剂

【组成】黄芪30克　水蛭（研末，冲服）3克　黄芩6克　法半夏10克　炒地龙10克　党参15克　川芎10克　丹参20克　葛根30克　生山楂20克　甘草5克

【功效】益气活血，化痰解毒，通络止痛。

【主治】动脉粥样硬化。

【用法】水煎服，每日1剂，水煎两次，各200mL，早晚两次服用，3个月为1疗程。

【出处】郑翠娥，郭伟星，李士涛，刘洪岩.芪蛭合剂对大鼠实验性动脉粥样硬化主动脉MMP－9表达的影响［J］.中华中医药学刊.2008，26（6）：1153－1155.

35. 清热泄浊补肾方

【组成】连翘10克　黄连5克　野料豆15克　赤芍15克　莱菔子12克

【功效】清热泄浊补肾。

【主治】动脉粥样硬化。

【用法】水煎服，每日1剂，水煎两次，各200mL，早晚两次服用，3个月为1疗程。

【出处】陆曙，朱红俊.清热泄浊补肾法对动脉粥样硬化患者臂踝脉搏波速度校正指数干预作用的机制探讨［J］.中华中医药学会心病分会第十一届学术年会论文集（2009浙江杭州）：69－79.

36. 祛瘀化痰方

【组成】瓜蒌10克　薤白10克　香附10克　炒栀子10克　牡丹10克　川芎10克　法半夏10克　神曲10克　丹参20克　水蛭（研末，冲服）3克

【功效】祛瘀化痰，活血降脂。

【主治】动脉粥样硬化。

【用法】水煎服，每日 1 剂，水煎两次，各 200mL，早晚两次服用，3 个月为 1 疗程。

【出处】商硕，许利平，杨鑫伟，穆阳，赵含森，郭晶晶，刘凤琪．祛瘀化痰方对动脉粥样硬化大鼠心血管损伤的保护作用［J］．北京中医药．2012，31（2）：143－147.

37. 祛瘀消斑方

【组成】生水蛭（研末，冲服）3 克　生山楂 15 克　大黄 10 克　海藻 15 克　莪术 10 克　地龙 10 克

【功效】祛瘀消斑。

【主治】动脉粥样硬化。痰瘀阻络型，症见形体肥胖、胸部闷痛或刺痛、舌质紫暗、脉滑。

【用法】水煎服，每日 1 剂，水煎两次，各 200mL，早晚两次服用，3 个月为 1 疗程。

【出处】赵玉霞，刘运芳，张梅，张圆圆．祛瘀消斑胶囊治疗不同类型动脉粥样硬化斑块 62 例临床研究［J］．中医杂志．2002，43（10）：755－756.

38. 生脉散加味方

【组成】生晒参 10 克　麦冬 15 克　五味子 6 克　当归 10 克　穿心莲 12 克

【功效】益气养阴解毒。

【主治】动脉粥样硬化。

【用法】水煎服，每日 1 剂，水煎两次，各 200mL，早晚两次服用，3 个月为 1 疗程。

【出处】农慧．生脉散加味方治疗动脉粥样硬化的实验研究［D］．广西中医学院．2005：22.

39. 首参方

【组成】何首乌 15 克　枸杞子 15 克　生山楂 15 克　参三七 3 克

【功效】滋补肝肾，活血散瘀，行气化浊。

【主治】动脉粥样硬化。

【用法】水煎服，每日 1 剂，水煎两次，各 200mL，早晚两次服用，3 个月为 1 疗程。

【出处】申定珠，陈川，陈久林，邢三丽．首参颗粒对颈动脉粥样硬化患者血脂及炎症因子的影响［J］．中华中医药学刊，2014，33（1）：22－24.

40. 舒心饮

【组成】黄芪 30 克　党参 10 克　麦冬 10 克　地黄 15 克

【功效】益气养阴。

【主治】动脉粥样硬化。

【用法】水煎服，每日 1 剂，水煎两次，各 200mL，早晚两次服用，3 个月为 1 疗程。

【出处】汤诺，何燕，沈琳，林钟香．舒心饮干预大鼠动脉粥样硬化中相关炎症因子的激活实验［J］．华西药学杂志，2007，22（4）：398-401.

41. 疏肝活血汤

【组成】柴胡 10 克　香附 10 克　益母草 25 克　川芎 10 克　当归 10 克

【功效】疏肝理气，活血化瘀。

【主治】动脉粥样硬化。

【用法】水煎服，每日 1 剂，水煎两次，各 200mL，早晚两次服用，3 个月为 1 疗程。

【出处】赏楠，杨关林，孙秀业．疏肝活血汤抑制动脉粥样硬化家兔 IgF-1 和 Tg 表达的报告［J］．医学综述．2008，14（3）：474-476.

42. 调肝导浊汤

【组成】炙首乌 15 克　柴胡 10 克　草决明 12 克　泽泻 15 克　丹参 20 克　茺蔚子 12 克　姜黄 10 克　蒲黄 10 克

【功效】活血化瘀，兼以泄浊。

【主治】动脉粥样硬化。

【用法】水煎服，每日 1 剂，水煎两次，各 200mL，早晚两次服用，3 个月为 1 疗程。

【出处】王学岭，张红霞，陆一竹，范英昌．调肝导浊汤对实验性动脉粥样硬化家兔肝脏脂质含量及体外培养肝细胞脂蛋白受体的影响［J］．中国中医药科技英文．2002，9（4）：208-209.

43. 调气化浊经验方

【组成】泽泻 15 克　白术 10 克　柴胡 8 克　枳壳 6 克　何首乌 30 克　毛冬青 20 克　莪术 10 克　莱菔子 10 克

【功效】调枢机，和气机；降痰浊，解瘀滞。

【主治】动脉粥样硬化。

【用法】水煎服，每日 1 剂，水煎两次，各 200mL，早晚两次服用，3 个月为 1

疗程。

【出处】刘玉洁调气化浊方剂对动脉粥样硬化家兔血脂干预的实验研究［会议论文］2008：227－232.

44. 调脂柔脉方

【组成】天花粉 黄芪 葛根 何首乌 决明子 丹参 大黄 苍术 山楂槐角各10克

【功效】健脾益肾，燥湿化痰，活血化瘀，降脂化浊。

【主治】高脂血症，动脉粥样硬化。

【用法】水煎服，每日1剂，水煎两次，各200mL，早晚两次服用，3个月为1疗程。

【出处】朱晓娜，李天浩.调脂柔脉颗粒治疗动脉粥样硬化性脑梗死的疗效评价［J］.西部中医药.2012，25（10）：77－78.

45. 调脂通脉汤

【组成】西洋参10克 淫羊藿10克 枸杞子10克 丹参20克 川芎10克 法半夏10克 橘红6克 石菖蒲10克

【功效】益气活血化瘀，健脾祛痰化浊。

【主治】动脉粥样硬化。

【用法】水煎服，每日1剂，水煎两次，各200mL，早晚两次服用，3个月为1疗程。

【出处】张凤华，周峰，楚溪，张俊芳张晓静，郭秋红，张建平，梁文杰.调脂通脉汤对动脉粥样硬化大鼠血脂、血液流变学的影响［J］.河北中医药学报.2011，26（3）：3－5.

46. 通脉饮

【组成】丹参10克 山楂10克 陈皮10克 决明子5克 野菊花5克 麦冬5克大黄5克 甘草10克

【功效】活血化瘀通脉，清热解毒化浊。

【主治】动脉粥样硬化。

【用法】水煎服，每日1剂，水煎两次，各200mL，早晚两次服用，3个月为1疗程。

【出处】赵沿祥.通脉饮对动脉粥样硬化临床前期病变（PCA）干预的研究［D］.山东中医药大学，2012：29.

47. 通塞脉方

【组成】当归 15 克　党参 15 克　生黄芪 30 克　石斛 10 克　川芎 10 克　红花 10 克　牛膝 15 克　生甘草 10 克

【功效】增补气血，养阴清热，活血化瘀，通经活络。

【主治】高脂血症，动脉粥样硬化。

【用法】水煎服，每日 1 剂，水煎两次，各 200mL，早晚两次服用，3 个月为 1 疗程。

【出处】仇锦春，卞慧敏，张启春，高超. 通塞脉片对大鼠实验性高脂血症及动脉粥样硬化的影响［J］. 上海中医药杂志，2007，53（1）：71 - 73.

48. 祛痰降脂方

【组成】生山楂 30 克　何首乌 30 克　苍术 10 克　白术 10 克　茯苓 20 克　泽泻 10 克　柴胡 10 克　丹参 20 克

【功效】化痰祛浊活血，疏肝健脾益肾。

【主治】动脉粥样硬化。

【用法】水煎服，每日 1 剂，水煎两次，各 200mL，早晚两次服用，3 个月为 1 疗程。

【出处】何昌生，贾晨光，刘丽杰. 王明福辨证论治动脉粥样硬化经验介绍［J］. 北京中医药. 2012，31（2）：99 - 100.

49. 温胆方

【组成】法半夏 10 克　竹茹 10 克　郁金 10 克　枳实 10 克　陈皮 6 克

【功效】泄浊化痰，清胆和胃。

【主治】动脉粥样硬化。眩晕头痛、胸闷腹胀、心悸失眠为主证，以口黏乏味、纳呆痰涎、头身困重，痰多体胖为次证，及舌苔胖大，边有齿痕，苔浊腻或白滑，脉滑或数，归属痰浊证范畴者。

【用法】水煎服，每日 1 剂，水煎两次，各 200mL，早晚两次服用，3 个月为 1 疗程。

【出处】贾节，赵萍，田媛媛，马培，邓玲灵，梁诗莹. 温胆片调控动脉粥样硬化斑块外膜滋养血管的超声造影研究［J］. 中华中医药杂志（原中国医药学报）. 2014，29（5）：1440 - 1443.

50. 心脉康方

【组成】鳖甲 10 克　三棱 10 克　莪术 10 克　枳实 10 克　胆南星 10 克　石斛 10 克

【功效】软坚散结，扶正通脉。

【主治】动脉粥样硬化。

【用法】水煎服，每日 1 剂，水煎两次，各 200mL，早晚两次服用，3 个月为 1 疗程。

【出处】叶小汉，董明国，王婷，钟云良．心脉康对兔动脉粥样硬化影响的实验研究 [J]．中国中医药科技．2010，17（5）：404－406.

51. 新加血府逐瘀汤

【组成】何首乌 15 克　泽泻 10 克　山楂 10 克　茵陈 10 克　桃仁 10 克　红花 5 克 赤芍 10 克　川芎 10 克　牛膝 10 克　生地黄 20 克　当归 10 克

【功效】行气活血，补肾养血，利湿化痰。

【主治】动脉粥样硬化

【用法】水煎服，每日 1 剂，水煎两次，各 200mL，早晚两次服用，3 个月为 1 疗程。

【出处】王威霖．新血府逐瘀汤对动脉粥样硬化大鼠外周血 IgG 和 C3、C4 的影响 [D]．山东中医药大学，2012：28.

52. 胸痹通方

【组成】黄芪 30 克　三七 10 克　瓜蒌 15 克　薤白 12 克

【功效】补益心气，活血化瘀，化痰宣痹。

【主治】动脉粥样硬化。

【用法】水煎服，每日 1 剂，水煎两次，各 200mL，早晚两次服用，3 个月为 1 疗程。

【出处】黄修涛．胸痹通方对 AS 家兔内皮细胞的保持作用及其凋亡的影响 [D]．2004：22.

53. 养心通脉方

【组成】人参 10 克　丹参 15 克　泽泻 20 克　桂枝 6 克　枳实 6 克

【功效】化痰活血。

【主治】动脉粥样硬化。

【用法】水煎服，每日 1 剂，水煎两次，各 200mL，早晚两次服用，3 个月为 1 疗程。

【出处】王东生，袁肇凯，黄献平，卢芳国，谢梦洲，郭志华，谭光波，毛以林，陈方平．养心通脉片对动脉粥样硬化大鼠"痰瘀"病理细胞凋亡的影响 [J]．中医杂志．2004，45（12）：937－940.

54. 益气活血通阳化痰方

【组成】黄芪20克　赤芍15克　川芎15克　桃仁12克　红花12克　薤白12克　瓜蒌15克　法半夏12克

【功效】益气活血，通阳化痰。

【主治】动脉粥样硬化。

【用法】水煎服，每日1剂，水煎两次，各200mL，早晚两次服用，3个月为1疗程。

【出处】杨军辉，张静，周小青．益气活血、通阳化痰法对实验性动脉粥样硬化家兔血清对氧磷酶1活性的影响［J］．中国中医药现代远程教育．2014，12（6）：148－149.

55. 黄芪通脉方

【组成】黄芪30克　何首乌15克　川芎10克　水蛭（研末，冲服）　山楂10克　莪术10克　葛根30克　桑寄生10克　泽泻10克

【功效】益气活血。

【主治】动脉粥样硬化。

【用法】水煎服，每日1剂，水煎两次，各200mL，早晚两次服用，3个月为1疗程。

【出处】周涛．益气活血法对实验性动脉粥样硬化鹌鹑血管内皮细胞的影响［J］．中医药学刊．2005，23（3）：516－518.

56. 益气活血复方

【组成】黄芪30克　丹参20克　人参10克　红花5克　益母草15克　三七（研末，冲服）5克　川芎20克

【功效】益气活血。

【主治】动脉粥样硬化。

【用法】水煎服，每日1剂，水煎两次，各200mL，早晚两次服用，3个月为1疗程。

【出处】张艳，姜华，于睿，闫俊益．益气活血复方对动脉粥样硬化家兔PAI－1及t－PA影响的实验研究［J］．中西医结合心脑血管病杂志．2009，7（8）：934－935.

57. 益气活血汤

【组成】黄芪30克　大黄10克　当归15克　三七10克　甘草10克　党参10克　白术10克　金樱子10克　丹皮10克　赤芍10克　丹参10克

【功效】益气活血。

【主治】动脉粥样硬化。

【用法】水煎服，每日1剂，水煎两次，各200mL，早晚两次服用，3个月为1疗程。

【出处】彭君华. 益气活血汤对亚临床动脉粥样硬化病变气虚血瘀证的临床［J］. 中医药导报. 2011，17（1）：36－39.

58. 丹蒌片

【组成】瓜蒌皮10克　葛根30克　泽泻10克　丹参20克　赤芍10克　黄芪20克

【功效】宽胸通阳，活血化瘀，化痰散结，益气通脉。

【主治】动脉粥样硬化及心脑血管疾病的治疗和预防中作用显著。

【用法】制片剂。

【出处】曹珊，刘紫阳，付强，沈晓君，周运峰. 丹蒌片调控ERS通路诱导血管平滑肌细胞凋亡的实验研究［J］. 中华中医药杂志. 2014.19（12）：3954－3956.

59. 化瘀降浊方

【组成】川芎15克　水蛭6克　三七3克　丹参30克　生山楂15克　鬼箭羽10克　茯苓15克　决明子30克　炒莱菔子15克　炒薏仁20克　赤芍15克　薤白10克　苍术15克　枸杞子30克　鸡内金15克　何首乌15克　太子参30克　黄芪30克

【功效】化瘀降浊。

【主治】糖尿病并动脉粥样硬化。

【用法】水煎服，每日1剂，水煎两次，各200mL，早晚两次服用，3个月为1疗程。

【出处】黎克江，雷永红，刘新华. 中西医结合治疗2型糖尿病并动脉粥样硬化病变33例临床观察［J］. 中医药导报. 2013，20（10）：53－54.

60. 软肝降脂胶囊

【组成】丹参　桃仁　三七　大黄　山楂　荷叶　猪胆汁　黄芪等

【功效】活血化瘀，祛痰降浊。降低血脂、CRP以及稳定动脉粥样斑块等作用。

【主治】高脂血症，动脉粥样硬化。

【用法】制为胶囊，0.5克/粒。

【出处】吕军，沈安明，李晓丽，王丽晓，唐海军. 软肝降脂胶囊预防大鼠血脂异常及动脉粥样硬化的实验研究［J］. 南京中医药大学学报. 2012.54（4）：391－393.

61. 银丹心脑通软胶囊

【组成】银杏叶 丹参 绞股蓝 灯盏细辛 大蒜 三七 山楂 天然冰片 8 味中药组成

【功效】活血化瘀，行气止痛，消食化滞。

【主治】动脉粥样硬化等心脑血管疾病。

【用法】制胶囊。

【出处】王岚，殷小杰，杨洪军等 . 银丹心脑通软胶囊对血管内皮细胞的保护作用 [J] . 中国药物警戒 . 2014. 11 (12)：709 – 713.

62. 大黄䗪虫丸

【组成】大黄 黄芩 生地黄 䗪虫 水蛭 蛴螬 虻虫 桃仁 杏仁 芍药 牛膝 甘草

【功效】疏通经络，破瘀生新，缓中补虚。

【主治】动脉粥样硬化。

【用法】丸剂，市售，遵说明书服用。

【出处】贾运乔，司秋菊，王美春，等 . 大黄䗪虫丸抑制动脉粥样硬化斑块及 TNF – α 表达 [J] . 河北中医药学报 . 2010，25 (2)：8 + 40.

63. 护心康片

【组成】蒌壳 茯苓 旋覆花 茜草 生蒲黄 丹参 黄芪 法半夏 远志 山楂 玉竹

【功效】理气化痰，活血通络，补益心气。

【主治】痰瘀阻络型冠心病、心绞痛，动脉粥样硬化。

【用法】制片剂。

【出处】屈波，蔡光先，刘柏炎，等 . 护心康对动脉粥样硬化兔肿瘤坏死因子 TNF – α 的影响 [J] . 湖南中医药大学学报 . 2008，28 (3)：23 – 25.

64. 活血胶囊

【组成】黄芪 桃仁 红花 牛膝 酸枣仁 川芎 赤芍 枳壳 地黄 桔梗 当归等

【功效】益气养血，活血化瘀，理气安神。

【主治】动脉粥样硬化。

【用法】制成胶囊服用。

【出处】周洁，刘勤社，张晓艳，李静，彭宁，仁得志 . 活血胶囊对家兔动脉粥样硬化斑块稳定性的影响 [J] . 中药新药与临床药理，2011，22 (5)：528

−531.

65. 宽胸丹胶囊

【组成】瓜蒌 2175 克 陈皮 1470 克 枳实 1470 克 川芎 1470 克 水蛭（研末，备用）1450 克 苍术 1470 克 甘草 870 克

【制备】用 1 倍量水浸润 2 小时后，再分别加 5 倍量和 4 倍量水煎煮 2 次，每次煎煮时间各 1 小时，滤过，合并煎液，浓缩至稠膏状，用上述水蛭粗粉拌膏，烘干，粉碎成细粉，用适量 75% 乙醇制成软材，制粒，干燥，整粒，用 0 号胶囊填充，包装，即得。

【功效】豁痰宽胸，理气活血。

【主治】动脉粥样硬化。

【用法】4 − 6 粒每餐，一日三餐。

【出处】韩丽华，吕翠田，孙建芝，吴鸿．宽胸丹对动脉粥样硬化兔血清超氧化物歧化酶等变化的影响［J］．中医杂志．2005，46（2）：136 − 138．

66. 牛黄降压丸

【组成】牛黄 羚羊角 珍珠 冰片 黄芪 郁金 白芍

【用法】每次小蜜丸 30 丸，2 次/d，口服。

【功效】镇静降脂。

【主治】动脉粥样硬化。

【出处】康永芬，张爱民，舒畅．牛黄降压丸对动脉粥样硬化的影响［J］．吉林中医药．2009，29（12）：1044 − 1045．

67. 双龙丸

【组成】全蝎 蜈蚣 地龙等。

【功效】破瘀散结。能延缓和逆转动脉粥样硬化的病理过程。

【主治】动脉粥样硬化。

【用法】每粒含生药 0.5 克 3 次/d，3 粒/次。

【出处】王会玲，胡婉英．中药双龙丸对冠心病患者颈动脉粥样硬化的影响［J］．中国实验方剂学杂志，2002，17（4）：53 − 55．

68. 隔药饼灸

【组成】1．艾炷：选用苏州东方艾绒厂生产的"神灸 300 灸"艾炷（型号：东方 1 型，艾炷下有厚 3mm 直径 1cm 的纸制垫盘，可直接粘于穴位上）；2．隔药饼：将丹参、山楂、郁金、大黄、泽泻各等份碎成粉末用醋调成糊状，在每个穴位上捏压成厚约 3mm，直径为（1 ± 0.2）cm 的药饼。3．选取巨阙及双侧天枢、丰隆；或

双侧心俞、肝俞及脾俞6穴。

【用法】隔药灸。在穴位处敷上药饼后，将艾炷的垫盘除去，将艾炷直接放在药饼上点燃施灸，待艾炷燃尽熄灭且余热散尽后，再换另一个艾柱点燃，每穴连续灸4－5壮（约30分钟），每日一次，两组穴位隔日交替施灸，连续治疗6周。

【功效】降脂消斑。

【主治】动脉粥样硬化。

【出处】艾潇，李江山，张亮，刘密，艾坤，常小荣．隔药饼灸对动脉粥样硬化兔主动脉内皮细胞 NF－κBmRNA 及 MMP－2mRNA、MMP－9mRNA 的影响［J］．中国中医药现代远程教育．2015.13（1）：133－136.

69. 冠心止痛膏

【组成】黄芪6克　红花6克　川芎3克　降香3克　荜茇3克　细辛3克　水蛭3克　冰片1克

【功效】益气温阳，活血化瘀。

【主治】气虚血瘀型冠心病稳定型心绞痛。胸痛胸闷，心悸气短，神倦乏力，面色紫暗，舌淡紫，脉弱而涩。

【用法】制成膏剂，加用透皮剂制为硬膏，贴敷于脐部，每日一剂。

【出处】吴桂玲，陈爱莲，王利民．冠心止痛膏敷脐治疗气虚血瘀型冠心病稳定型心绞痛患者的疗效观察［J］．光明中医．2013.29（12）：2542－2544.

（吴彬才　谭　雄　张　辉）

第六节　冠心病合并高脂血症良方

高脂血症可分为原发性和继发性两类。原发性与先天性和遗传有关，是由于单基因缺陷或多基因缺陷，使参与脂蛋白转运和代谢的受体、酶或载脂蛋白异常所致，或由于环境因素（饮食、营养、药物）和通过未知的机制而致。继发性多发生于代谢性紊乱疾病（糖尿病、高血压、黏液性水肿、甲状腺功能低下、肥胖、肝肾疾病、肾上腺皮质功能亢进），或与其他因素年龄、性别、季节、饮酒、吸烟、饮食、体力活动、精神紧张、情绪活动等有关。高脂血症的临床表现主要是脂质在真皮内沉积所引起的黄色瘤和脂质在血管内皮沉积所引起的动脉硬化。尽管高脂血症可引起黄色瘤，但其发生率并不很高；而动脉粥样硬化的发生和发展又是一种缓慢渐进的过程。因此在通常情况下，多数患者并无明显症状和异常体征。不少人是由于其他原因进行血液生化检验时才发现有血浆脂蛋白水平升高。中医治疗当以健脾祛痰，活血化瘀，益气通络为主。

1. 法半夏白术天麻汤与丹参饮加减

【组成】天麻10克　苍术10克　泽泻15克　白术15克　法半夏10克　炒神曲15克　陈皮15克　丹参15克　檀香10克　砂仁6克　黄芪30克　党参20克　三七粉（冲服）3克　桃仁（打碎）12克　川芎10克　甘草6克

【功效】理气化痰祛瘀。

【主治】冠心病合并高脂血症。

【用法】水煎服，每日1剂，水煎两次，各200mL，早晚两次服用，3个月为1疗程。

【出处】刘婷，肖振东，李培培．理气化痰祛瘀法治疗冠心病合并高脂血症（痰瘀互阻证）45例［J］．中国实验方剂学杂志．2014，20（8）：221－225.

2. 通冠化浊汤

【组成】丹参15克　红花6克　川芎12克　檀香10克　延胡索12克　山楂20克　三七粉（冲服）4克　瓜蒌20克　葛根12克　何首乌15克　黄芪30克　石菖蒲15克

【功效】行气活血，化痰消浊。

【主治】冠心病合并高脂血症。

【用法】水煎服，每日1剂，水煎两次，各200mL，早晚两次服用，3个月为1疗程。

【出处】袁艺，肖丹，赵波．通冠化浊汤治疗冠状动脉粥样硬化性心脏病稳定型心绞痛合并高脂血症例［J］．河南中医．2014，34（7）：1268－1270.

3. 栝蒌薤白法半夏汤联合血府逐瘀汤加减

【组成】瓜蒌20克　薤白10克　法半夏10克　柴胡10克　枳实10克　厚朴10克　桂枝10克　茯苓20克　干姜10克　当归10克　川芎10克　桃仁10克　赤芍10克　红花6克　牛膝10克　甘草5克

【功效】活血化瘀，通络止痛，通阳泄浊，豁痰开结。

【主治】冠心病心绞痛合并高脂血症。

【加减】颜面口唇色紫、暗重者加三七粉（冲服）6克；胸痛甚者加降香6克、郁金10克、延胡索10克；眩晕加天麻10克、钩藤10克；食欲不振减生地，加鸡内金10克、神曲10克。

【用法】水煎服，每日1剂，水煎两次，各200mL，早晚两次服用，3个月为1

疗程。

【出处】江宏革.栝蒌薤白半夏汤联合血府逐瘀汤治疗心绞痛合并高脂血症临床疗效观察［J］.中国医药导报.2010,21（7）:81-82.

4. 降脂通脉汤

【组成】瓜蒌15克　薤白10克　桂枝10克　法半夏10克　茯苓15克　陈皮10克　菖蒲10克　远志10克　丹参15克　延胡索10克　人参10克　黄芪20克　郁金10克

【功效】益气通络,化瘀止痛。

【主治】冠心病心绞痛合并高脂血症。

【用法】水煎服,每日1剂,水煎两次,各200mL,早晚两次服用,3个月为1疗程。

【出处】陈绵瑜.自拟降脂通脉汤治疗冠心病心绞痛合并高脂血症35例疗效观察［J］.中国社区医师（医学专业）.2010,12（23）:138.

5. 血府逐瘀汤加减

【组成】法半夏9克　薤白9克　川芎9克　枳实9克　姜黄9克　丹参12克　瓜蒌12克　鹿衔草25克　西洋参6克

【功效】补益心气,活血化瘀,行气止痛。

【主治】稳定型心绞痛合并高脂血症。

【加减】血瘀甚者加桃仁12克、红花6克；痰浊甚者加陈皮6克、干姜6克；心阴虚甚者加麦冬12克、五味12克子；气虚甚者加黄芪30克、人参10克。

【用法】水煎服,每日1剂,水煎两次,各200mL,早晚两次服用,3个月为1疗程。

【出处】刘兴忠.血府逐瘀汤治疗稳定型心绞痛合并高脂血症32例临床报告［J］.中医临床研究,2011,17（3）:43.

6. 心安汤

【组成】葛根40克　山楂20克　何首乌2克　丹参20克　枳壳15克　红花15克　珍珠粉15克　砂仁10克

【功效】理气行气,活血化瘀。

【主治】冠心病稳定型心绞痛合并高脂血症。

【用法】水煎服,每日1剂,水煎两次,各200mL,早晚两次服用,3个月为1疗程。

【出处】袁兵.自拟心安汤治疗稳定型心绞痛合并高脂血症43例［J］.中国实

用医 . 2012，19（7）：183 - 184.

7. 豁痰散结方

【组成】瓜蒌20克 石菖蒲15克 法半夏12克 丹参10克 薤白10克 茯苓10克 桂枝9克 陈皮10克 郁金10克 柴胡12克 炙甘草6克

【功效】豁痰散结，行气开胸，解郁泄浊。

【主治】冠心病心绞痛合并高脂血症。

【加减】气虚加黄芪、党参；瘀血加桃仁、红花。

【用法】水煎服，每日1剂，水煎两次，各200mL，早晚两次服用，3个月为1疗程。

【出处】金敬梅 . 豁痰散结方治疗冠心病心绞痛合并高脂血症45例疗效观察 [J]. 河北中医 . 2010，32（5）：676 - 677.

8. 调脂汤

【组成】丹参30克 莱菔子12克 郁金10克 山楂15克 法半夏10克 陈皮12克 胆南星10克 茯苓15克 僵蚕9克 干姜9克 甘草6克

【功效】活血行气散结，温阳利湿化痰。

【主治】冠心病稳定型心绞痛合并高脂血症。

【用法】水煎服，每日1剂，水煎两次，各200mL，早晚两次服用，3个月为1疗程。

【出处】刘婷，张士荣，李培培 . 调脂汤治疗冠心病稳定型心绞痛合并高脂血症临床研究 [J]. 广州中医药大学学报，2015，32（1）：35 - 39.

9. 补元益心汤

【组成】熟地黄30克 当归9克 熟附子9克 川芎9克 白芍9克 桂枝9克 陈皮15克 地龙15克 丹参15克 党参30克 生黄芪30克 葛根30克

【功效】益气活血，补肾健脾，化瘀通络。

【主治】不稳定型心绞痛伴高脂血症老年患者。

【用法】水煎两次，收汁400mL，早晚饭后半小时服用。治疗4周为1个疗程。

【出处】郭一民，颜程光，王俊谊 . 补元益心汤对老年不稳定型心绞痛伴高脂血症患者的疗效研究 [J]. 中国全科医学，2013，16（11）：1053 - 1055.

10. 调脂舒冠方

【组成】三七粉（冲服）15克 当归（酒炒）10克 黄芪20克 砂仁10克 檀香3克 薤白9克 郁金9克 山楂20克 沉香9克 麝香（冲服）0.1克 丹参30克 瓜蒌15克 绞股蓝10克 鸡内金9克 五味子6克 灵芝菌10克

【功效】益气养血，行气化瘀，养心通络，降脂化浊。

【主治】冠心病合并脂质代谢紊乱综合征。

【加减】气滞血瘀型加川芎10克、红花10克；痰瘀互结型加法半夏10克、橘红6克、陈皮6克；胸阳不振型加桂枝10克、荜茇6克；气虚血瘀型加生黄芪24克、炙甘草10克、白术10克、西洋参10克。

【用法】以上药物精选去杂质共加工为细末，炼蜜为丸，每丸重9克，每次1丸，每日3次，饭后1h服。忌食油腻、生冷，并控制烟酒，适当锻炼。如为糖尿病患者而不宜服用蜜丸者可改为水丸，每次10克，每日2次服。

【出处】考悦明，周淑荣，孟凡林．调脂舒冠方辨证治疗冠心病合并脂质代谢紊乱临床观察［J］．河北中医．2013（4）：509－510．

（吴彬才　杨　柳）

第七节　糖尿病合并冠心病良方

糖尿病是一组以高血糖为特征的代谢性疾病。1型或2型糖尿病均存在明显的遗传异质性。糖尿病存在家族发病倾向，1/4～1/2患者有糖尿病家族史。临床上至少有60种以上的遗传综合征可伴有糖尿病。进食过多，体力活动减少导致的肥胖是2型糖尿病最主要的环境因素，使具有2型糖尿病遗传易感性的个体容易发病。1型糖尿病患者存在免疫系统异常，在某些病毒如柯萨奇病毒，风疹病毒，腮腺病毒等感染后导致自身免疫反应，破坏胰岛素β细胞。临床表现：

1. 多饮、多尿、多食和消瘦：严重高血糖时出现典型的"三多一少"症状，多见于1型糖尿病。发生酮症或酮症酸中毒时"三多一少"症状更为明显。

2. 疲乏无力，肥胖：多见于2型糖尿病。2型糖尿病发病前常有肥胖，若得不到及时诊断，体重会逐渐下降。

中医治疗当以益气滋阴，活血补血，祛痰通络为主。

1. 参蝎化瘀汤

【组成】人参10克　全蝎15克　蜈蚣10克　蝉蜕10克　土鳖虫15克　水蛭10克

【功效】补气活血，化瘀通络。

【主治】糖尿病合并冠心病，症见：胸闷痛、心悸、气短、乏力、少寐、舌淡、苔薄白、脉沉细等表现。

【用法】水煎服，每日 1 剂，水煎两次，各 200mL，早晚两次服用，12 周为 1 疗程。每 4 为一疗程。

【出处】李洪涛 . 参蝎化瘀汤治疗糖尿病合并冠心病临床研究［J］. 中医学报. 2010，25（2）：297 – 298.

2. 导痰祛瘀方

【组成】法半夏 9 克　茯苓 10 克　甘草 10 克　五味子 8 克　当归 12 克　甘草 2 克 肉桂 6 克　红花 3 克　桃仁 5 克　胆南星 4 克

【功效】导痰祛瘀。

【主治】糖尿病合并冠心病，症见：胸痛、胸闷，心绞痛、呼吸短促等症状。

【加减】有高脂血症者加茵陈 10 克、泽泻 10 克、牡蛎（先煎）20 克及炒酸枣 仁 20 克；易头晕目眩者加牡蛎（先煎）20 克、石决明 20 克及鳖甲 10 克；气虚者 加党参 10 克、白术 10 克及酸枣仁 10 克；便秘者加酒大黄 10 克；胸痛者加川芎 10 克、郁金 10 克。

【用法】以上药物水煎，日 1 剂，分早晚两次温服。连续治疗 1 个月为一疗程。

【出处】杨海峰，郭瑞波，李利敏 . 导痰祛瘀法治疗糖尿病合并冠心病 60 例 ［J］. 河南中医，2015，40（2）：262 – 263.

3. 导痰祛瘀汤

【组成】当归 12 克　川芎 3 克　肉桂 6 克　桃仁 3 克（去皮）　红花（酒炒）2.4 克 法半夏 6 克　橘红 3 克　茯苓 3 克　枳实 3 克（麸炒）　南星 3 克　甘草 1.5 克

【功效】导痰祛瘀。

【主治】糖尿病合并冠心病，症见：胸闷、胸痛，以闷为主，或有压迫感，舌 苔厚腻，脉有滑象。

【用法】水煎服，每日 1 剂，早晚两次服用，饭后 30 分钟服用。

【出处】孙霞 . 导痰祛瘀中药治疗糖尿病合并冠心病临床疗效观察［J］. 亚太 传统医药 . 2013，9（3）：160 – 161.

4. 益气养阴活血方

【组成】黄芪 30 克　山药 30 克　党参 15 克　麦冬 12 克　五味子 12 克　川芎 12 克 赤芍 12 克　丹参 15 克

【功效】益气养阴，活血化瘀。

【主治】糖尿病合并冠心病，症见：胸闷胸痛，神疲乏力，口渴。

【用法】水煎服，每日 1 剂，水煎两次，各 200mL，早晚两次服用，12 周为 1 疗程。

【出处】张增建. 辨病与辨证结合治疗糖尿病性冠心病临床观察 ［J］. 中国中医急症，2012，21（12）：2032 – 2033.

5. 糖心通脉汤

【组成】黄芪30克　太子参15克　麦冬12克　五味子15克　生地12克　川芎12克　丹参20克　三七（研末，冲服）5克

【用法】水煎服，每日1剂，水煎两次，各200mL，早晚两次服用，12周为1疗程。

【功效】益气养阴，活血化瘀。

【主治】糖尿病合并冠心病发病之初，病以阴虚为本，燥热为标，日久伤阴耗气，并可引发瘀血阻滞，症见：盗汗、潮热，心悸胸闷等。

【用法】水煎服，每日1剂，水煎两次，各200mL，早晚两次服用，12周为1疗程。

【出处】易京红，魏执真，秦淑敏，等. 糖心通脉汤治疗糖尿病合并冠心病心绞痛临床研究 ［J］. 北京中医药大学学报. 1999，22（3）：53 – 56.

6. 四逆散合丹参饮加减

【组成】太子参15克　黄芪24克　五味子12克　柴胡10克　白芍10克　枳实10克　檀香6克　砂仁5克　郁金10克　丹参20克　瓜蒌15克　甘草5克

【功效】益气活血，疏肝理气，宣痹止痛。

【主治】糖尿病合并冠心病，症见：胸闷憋气，郁闷善太息，头晕目眩，心烦易怒，两胁刺痛，痛引肩背，发无定时，每遇情志不遂而加重，舌质淡红或暗红，苔薄白或薄黄，脉弦或弦数为主者。

【用法】水煎服，每日1剂，水煎两次，各200mL，早晚两次服用，12周为1疗程。

【出处】王洪武，倪青，肖月星. 林兰治疗糖尿病合并冠心病的辨治思路 ［J］. 北京中医药. 2008，27（12）：925 – 927.

7. 瓜蒌薤白半夏汤加味

【组成】党参10克　黄芪25克　水蛭5克　麦冬10克　全瓜蒌15克　薤白10克　法半夏10克　陈皮5克　茯苓10克　枳实10克　甘草5克

【功效】益气活血，化痰宽胸，宣痹止痛。

【主治】糖尿病合并冠心病，症见：胸闷憋气，郁闷善太息，头晕目眩，心烦易怒，两胁刺痛，痛引肩背，发无定时，每遇情志不遂而加重，舌质淡红或暗红，苔薄白或薄黄，脉弦或弦数为主者。

【用法】水煎服，每日 1 剂，水煎两次，各 200mL，早晚两次服用，12 周为 1 疗程。

【出处】王洪武，倪青，肖月星．林兰治疗糖尿病合并冠心病的辨治思路［J］．北京中医药．2008，27（12）：925－927.

8. 益心通脉汤

【组成】黄芪 20 克　丹参 20 克　川芎 10 克　薤白 10 克

【功效】益气养心，活血通脉。

【主治】冠状动脉粥样硬化性心脏病，症见：胸痛或胸闷、心悸气短或喘促、体胖困重、神倦乏力等。

【用法】水煎服，每日 1 剂，水煎两次，各 200mL，早晚两次服用，12 周为 1 疗程。

【出处】张宏才，许勇，聂谦，殷拥军，孔令秋．益心通脉汤防治糖尿病合并冠心病冠脉内支架植入术后再狭窄的疗效观察［J］．世界科学技术（中医药现代化）．2013（5）：1056－1060.

9. 补阳还五汤加减

【组成】黄芪 24 克　太子参 15 克　麦冬 10 克　五味子 10 克　当归 10 克　川芎 10 克　水蛭 5 克　桂枝 10 克　甘草 5 克

【功效】益气活血化瘀。

【主治】糖尿病合并冠心病，症见：心胸隐痛或憋闷。活动劳累后加重，或无明显心前区疼痛，多伴有乏力。心悸。面色无华。自汗多，舌淡苔薄脉细弱为主。

【用法】水煎服，每日 1 剂，水煎两次，各 200mL，早晚两次服用，12 周为 1 疗程。

【出处】王洪武，倪青，肖月星．林兰治疗糖尿病合并冠心病的辨治思路［J］．北京中医药．2008，27（12）：925－927.

10. 生脉散汤剂

【组成】人参 15 克　麦冬 15 克　五味子 15 克

【功效】益气养阴。

【主治】糖尿病合并冠心病心绞痛（气阴两虚证）出现的胸闷、胸痛、心悸、气短、乏力等症。

【用法】水煎服，每日 1 剂，水煎两次，各 200mL，早晚两次服用，12 周为 1 疗程。

【出处】代娜．生脉散汤剂治疗糖尿病合并冠心病心绞痛（气阴两虚证）60 例

临床观察 [J] . 糖尿病新世界 . 2014, 11 (22): 23 - 24.

11. 生脉增液活血汤

【组成】党参 15 克　黄芪 20 克　麦冬 20 克　生地黄 20 克　玄参 20 克　黄精 20 克　五味子 15 克　桃仁 20 克　红花 15 克　丹参 15 克　牛膝 15 克　炙甘草 10 克

【功效】益气养阴，活血化瘀。

【主治】糖尿病合并冠心病，症见：咽干口燥，倦怠乏力，口渴喜饮，五心烦热，胸闷隐痛，心悸气短，舌质紫黯或有瘀斑，脉细涩。

【注意】糖尿病饮食及运动、胰岛素或口服药物控制血糖、扩张冠状动脉、降压调脂、抑制血小板聚集等。

【用法】水煎服，每日 1 剂，水煎两次，各 200mL，早晚两次服用，12 周为 1 疗程。煎取 300mL，早晚分服。疗程 8 周。

【出处】李桦，孙莉 . 生脉增液活血汤对糖尿病合并冠心病患者临床疗效及 Hcy、MMP - 9 水平的影响 [J] . 中医临床研究杂志 . 2014, 34 (6): 14 - 16.

12. 导痰祛瘀方

【组成】五味子 6 克　地龙 10 克　法半夏 10 克　茯苓 12 克　当归 10 克　赤芍 10 克　当归 10 克　瓜蒌 30 克

【功效】滋阴补肾，活血通络。

【主治】糖尿病合并冠心病。

【加减】如果患者口干多饮，则将石膏 30 克、天花粉 15 克及知母 10 克加入其中；如果患者心阴亏虚，则将麦冬 10 克、柏子仁 10 克及炒酸枣仁 20 克加入其中；如果患者气虚，则将党参 10 克、白术 10 克及甘草 5 克加入其中；如果患者胸闷而痛，则将赤芍 15 克、郁金 10 克加入其中；如果患者脉结代，则将桂枝加入其中；如果患者头晕目眩，则将牡蛎（先煎）20 克、石决明 20 克及鳖甲 10 克加入其中；如果患者出现心悸临床症状，则将远志 10 克、龙骨（先煎）20 克、牡蛎（先煎）20 克及炒酸枣仁 20 克加入其中；如果患者有高脂血症，则将茵陈 10 克、泽泻 10 克加入其中；如果患者肝郁气滞，则将柴胡 10 克、陈皮 6 克及白芍 30 克加入其中；如果患者便秘，则将酒大黄 10 克加入其中。

【用法】水煎服，每日 1 剂，水煎两次，各 200mL，早晚两次服用，12 周为 1 疗程。

【出处】向建军 . 糖尿病合并冠心病临床实施中医导痰祛瘀药治疗的效果 [J] . 当代医学 . 2013, 19 (9): 150 - 151.

13. 小陷胸汤加减

【组成】黄连 30 克　法半夏 50 克　瓜蒌仁 30 克　三七 15 克　丹参 30 克　生大黄 6 克　生山楂 30 克　西洋参 6 克　生姜 5 大片

【功效】清热化痰，活血通脉。

【主治】糖尿病合并冠心病。

【用法】水煎服，每日 1 剂，水煎两次，各 200mL，早晚两次服用，12 周为 1 疗程。

【出处】李君玲，刘文科，郭允. 仝小林辨治糖尿病合并冠心病经验 [J]. 吉林中医药. 2012，32 (8)：768 - 769.

14. 参附合剂加减

【组成】制附片（先煎）10 克　桂枝 10 克　红参 15 克　细辛 3 克　黄芪 20 克　丹参 30 克　炒葶苈子 15 克　茯苓 15 克　白术 15 克　生地黄 20 克　麦冬 20 克　制五味子 12 克　北沙参 20 克　山茱萸 30 克　桑葚子 15 克　怀牛膝 30 克　三七粉（冲服）5 克

【功效】温阳养阴。

【主治】糖尿病合并冠心病。

【加减】阴伤甚伴畏热烦躁者以西洋参易红参 10 克　倍加玄参 10 克、石斛 10 克以增养阴之力；浮肿甚者加车前子 10 克、猪苓 10 克、大腹皮 10 克；伴有咳嗽痰喘加苦杏仁 10 克、炒苏子 10 克、桔梗 10 克；瘀血甚者酌配全蝎 3 克等虫类；心痛剧烈者加蒲黄 10 克、五灵脂 10 克、延胡索 15 克；呕吐者，可予吴茱萸 20 克研末醋调外敷涌泉穴。

【用法】水煎服，每日 1 剂，水煎两次，各 200mL，早晚两次服用，12 周为 1 疗程。21 天一疗程。

【出处】王海霞，齐丽红，马博. 温阳养阴法治疗冠心病合并糖尿病心力衰竭临床对照观察 [J]. 内蒙古中医药. 2013，32 (7)：2 - 3.

15. 消渴脂平 2 号

【组成】瓜蒌 15 克　黄连 5 克　丹参 20 克　泽兰 15 克　黄芪 30 克　当归 12 克　五味子 15 克　麦冬 15 克　法半夏 10 克　葛根 30 克　黄芩 6 克

【功效】益气养阴，解毒通络。

【主治】糖尿病合并冠心病。

【用法】水煎服，每日 1 剂，水煎两次，各 200mL，早晚两次服用，12 周为 1 疗程。

【出处】朴春丽. 王艳艳消渴脂平 2 号治疗糖尿病合并冠心病 60 例 [会议论

文〕2010：98－101.

16. 益心方

【组成】黄芪30克　党参15克　葛根30克　草决明20克　降香6克　石菖蒲10克　川芎10克　丹参20克　山楂15克　赤芍15克　枳壳12克　法半夏10克

【功效】益气活血养心。

【主治】糖尿病合并冠心病，症见：胸部刺病、绞痛，固定不移，入夜更甚，时或心悸不宁，多饮、多食、多尿，口干；舌质紫暗或见瘀斑、脉弦细或涩。

【用法】水煎服，每日1剂，水煎两次，各200mL，早晚两次服用，12周为1疗程。

【出处】林转娣，马闻华，苏景强，张巨荣，梁结柱，杨柏雄，杨辉．颜氏益心方治疗糖尿病合并冠心病心绞痛的临床研究〔J〕．中国社区医师（医学专业）．2012，27（14）：181－183.

17. 益气养阴活血解毒汤

【组成】山药10克　太子参15克　生地黄10克　牡丹皮10克　水蛭6克　知母10克

【功效】益气养阴，活血解毒。

【主治】糖尿病合并冠心病。

【用法】水煎服，每日1剂，水煎两次，各200mL，早晚两次服用，12周为1疗程。

【出处】张叶祥，胡业彬，姚淮芳，汪健．益气养阴活血解毒汤治疗糖尿病合并冠心病临床疗效及对CRP、HCY水平的影响〔J〕．中国中医急症．2011，20（8）：1218－1219，＋1242.

（吴彬才　田长庚）

第八节　妇女冠心病良方

一、妇女更年期妇女冠心病良方

1. 益肾养精汤加减

【组成】熟地15克　山茱萸10克　枸杞子15克　黄精12克　淮山10克　菟丝子10克　仙茅10克　淫羊藿10克　巴戟天10克　当归12克　甘草3克

【功效】益肾养精。

【主治】更年期妇女胸痛。

【加减】冠心病者加瓜蒌皮 10 克、薤白 10 克、石菖蒲 12 克；高血压者加生石决明 20 克、钩藤 12 克；高血脂加首乌 12 克、生山楂 10 克；有潮热者加知母 6 克；失眠者加生龙牡 15 克。

【用法】上药每日 1 剂，水煎分 2 次内服。4 周为一个疗程。

【出处】刘红一. 益肾养精汤对更年期妇女胸痛及心电图改变的临床观察［J］. 江西中医药，2003，53（3）：30.

2. 生脉饮加减

【组成】党参 30 克　麦冬 15 克　五味子 9 克　桂枝 3 克　炙甘草 9 克　砂仁 6 克　丹参 15 克　川芎 3 克　生地黄 15 克　知母 15 克　淫羊藿 12 克　菟丝子 12 克　浮小麦 30 克　酸枣仁 15 克

【功效】益气补肾，活血通脉。

【主治】更年期冠心病。

【用法】水煎服，每日 1 剂，水煎两次，各 200mL，早晚两次服用，8 周为 1 疗程。

【出处】王耀贤. 更年期冠心病的中医治疗［J］. 中国中医药现代远程教育. 2004，2（9）：36.

3. 宁心活血方

【组成】桃仁 10 克　当归 15 克　川芎 10 克　赤芍 10 克　柴胡 10 克　牛膝 9 克　旱莲草 15 克　枳壳 6 克　甘草 6 克　酸枣仁 20 克　紫石英 30 克　珍珠母 30 克　九香虫 15 克　百合 15 克　玉竹 10 克

【功效】疏肝解郁，宁心活血。

【主治】更年期妇女冠心病，症见：胸闷、胸痛、心慌汗出、失眠等神经功能紊乱症状。

【加减】气滞明显者加用香附 10 克、陈皮 6 克、郁金 10 克；瘀血明显者加用丹参 10 克、赤芍 10 克、水蛭 5 克；痰瘀互阻者加法半夏 10 克、瓜蒌 10 克；腰背部酸痛者加杜仲 10 克、川断 10 克。

【用法】每天 1 剂，水煎取汁 200mL，早晚分 2 次服，30d 为 1 个疗程。

【出处】王艳辉，李权. 宁心活血方对女性冠心病患者雌激素水平的影响［J］. 现代中西医结合杂志，2012，17（2）：1879－1880.

李向辉. 宁心活血方及其衍化方剂辨治老年女性冠心病的临床研究［J］. 中国中医基础医学杂志，2014，20（1）：91－92.

4. 补肾益气活血方

【组成】补肾益气基本药物为：党参 15 克　黄芪 30 克　黄精 12 克　何首乌 15 克　淮小麦 30 克　淫羊藿 10 克　甘草 5 克

活血化瘀基本药为：益母草 25 克　蒲黄 12 克　紫草 10 克　积雪草 10 克　赤芍 15 克　丹皮 12 克　全蝎 3 克等虫类药

【功效】补肾益气活血。

【主治】更年期妇女的冠心病，症见：焦虑、易怒、失眠、健忘、头晕、心悸等。

【加减】气虚明显者，重用黄芪 30 克、淮小麦 30 克，加用金雀根 10 克等补气药；肾阳虚者，加用鹿角片 10 克、益智仁 15 克等补肾阳药；夹痰，加用海藻 15 克、牡蛎（先煎）20 克、法半夏 15 克、胆南星 10 克等化痰药；此外，伴高血脂者，加用山楂 10 克、莱菔子 15 克等；伴高血压者，加用川芎 30 克、生地黄 20 克、夜交藤 15 克等。

【用法】水煎服，每日 1 剂，水煎两次，各 200mL，早晚两次服用，8 周为 1 疗程。

【出处】竺培华，秦志仁. 补肾益气活血法治疗更年期后妇女冠心病临床观察［J］. 上海中医药杂志，2003，48（8）：26 - 28.

5. 益气活血汤

【组成】太子参 30 克　麦门冬 15 克　生地黄 15 克　枸杞子 15 克　女贞子 15 克　田七（先煎）15 克　丹参 30 克　木香（后下）12 克　沉香（后下）12 克　延胡索 15 克

【功效】滋养心肾，活血止痛。

【主治】更年期妇女冠心病心绞痛，症见：心悸心烦，失眠多梦，头晕耳鸣，心前区灼痛，舌暗红，苔少，脉细。

【用法】水煎服，每日 1 剂，水煎两次，各 200mL，早晚两次服用，8 周为 1 疗程。

【出处】李洪新. 更年期妇女冠心病心绞痛的中医辨证治疗［J］. 中华中医药杂志（原中国医药学报）. 2007，22（9）：656.

6. 麦味地黄汤合柴胡温胆汤

【组成】太子参 30 克　丹参 30 克　麦冬 15 克　熟地黄 15 克　山药 15 克　茯苓 15 克　竹茹 15 克　山茱萸 10 克　泽泻 10 克　五味子 10 克　柴胡 10 克　黄芩 10 克　法半夏 10 克　枳实 10 克　陈皮 6 克　炙甘草 6 克

【功效】滋补肝肾，益气生津，宣畅三焦，清热化痰。

【主治】更年期冠心病心绞痛，症见：心悸、胸痛、胸闷等症状外，伴见妇女更年期的一系列综合征。

【加减】苔黄腻者加郁金 10 克；苔白腻者加桂枝 10 克、薤白 10 克、党参 30 克、瓜蒌皮 30 克。

【用法】先用 500mL 水浸泡 30 分钟，头煎水沸后以慢火煎 30 分钟取药液，再加水，水沸后煮约 15 分钟，2 次药汁合并约 400mL，分 2 次早晚饭后温服。

【出处】陈茹琴，梁小明．麦味地黄汤合柴胡温胆汤治疗更年期妇女冠心病劳力性心绞痛临床观察［J］．新中医，2011，42（1）：13－15.

7. 养血活血汤

【组成】熟地黄 15 克　白芍药 15 克　枸杞子 15 克　沙参 15 克　川楝子 10 克　枳壳 12 克　郁金 15 克　柴胡 10 克　丹参 30 克　田七（先煎）15 克　延胡索 15 克　木香 10 克

【功效】滋养肝肾，行气活血。

【主治】更年期妇女冠心病心绞痛，症见：胸闷胸痛，心烦易怒，面部灼热，汗出，两胁胀痛，善太息。

【用法】水煎服，每日 1 剂，水煎两次，各 200mL，早晚两次服用，8 周为 1 疗程。

【出处】李洪新．更年期妇女冠心病心绞痛的中医辨证治疗［J］．中华中医药杂志（原中国医药学报）.2007，22（9）：656.

8. 更年复脉汤

【组成】淫羊藿 20 克　桑寄生 50 克　龟板 15 克　女贞子 15 克　柴胡 10 克　桔梗 15 克　枳壳 15 克　牛膝 10 克　生地 25 克　百合 15 克　瓜蒌 20 克　党参 20 克　茯苓 15 克　远志 15 克　石菖蒲 15 克　乳香 10 克　川芎 15 克　郁金 15 克　茺蔚子 15 克

【功效】补肝益肾，活血通脉。

【主治】更年期妇女冠心病。

【加减】①气虚明显者，重用党参至 20 克、加黄芪 30 克；②血瘀较著者，加桃仁 10 克、红花 10 克、三七（研末，冲服）10 克；③夹痰者，加胆南星 10 克、法半夏 10 克；④便秘者，加当归 10 克、柏子仁 10 克；⑤伴眩晕头痛者，加菊花 10 克、钩藤 10 克；⑥心悸怔忡者，加苦参 10 克、五味子 10 克、独活 10 克；⑦阳虚者，加鹿角片 10 克、益智仁 10 克；⑧血脂高者，加决明子 10 克、山楂 10 克、泽泻 10 克；⑨气滞明显者，加檀香 6 克、乌药 10 克；日久化火则加丹皮 10 克、栀子 10 克；⑩心烦不眠伴汗出者，加酸枣仁 10 克、五味子 10 克、生龙牡各 20 克；⑪脾虚甚者，加白术 10 克、莲子肉 10 克；⑫疼痛甚者，加五灵脂 10 克、延胡索 10 克。

【用法】上药先用清水浸泡一小时，头煎、二煎各取药汁 150 毫升，混匀，早晚两次分服。服药期间忌服生冷辛辣、肥甘厚味。

【出处】赵义和. 更年期妇女冠心病证治体会［会议论文］. 2008：75 - 77.

9. 补肾壮骨方

【组成】山茱萸 10 克　鹿角胶 10 克　龟板胶 10 克　肉桂（研末，冲服）2 克　巴戟天 10 克　淫羊藿 10 克　茯苓 10 克　三棱 10 克　泽泻 10 克　水蛭 10 克　郁金 10 克　骨碎补 10 克　山药 10 克

【功效】补肾健脾化瘀。

【主治】围绝经期妇女冠心病，症见：潮热、心悸、抑郁、失眠、易激动、血压波动、收缩压升高和皮肤感觉异常等表现。潮热汗出；次症：月经周期紊乱、头晕耳鸣、神疲乏力、胸闷气短、食欲及性欲减退、腰酸腿软、舌淡少苔，脉沉弱。

【用法】水煎服，每日 1 剂，水煎两次，各 200mL，早晚两次服用，8 周为 1 疗程。

【出处】李晓昊，邓伟民，张金玉，邵玉，黄伟毅. 补肾健脾化瘀法对围绝经期妇女冠心病事件发生的影响［J］. 南方医科大学学报，2010，30（6）：1295 - 1297.

10. 养阴舒郁汤

【组成】熟地 15 克　枸杞子 10 克　香附 9 克　柴胡 6 克　白芍 10 克　当归 10 克　丹参 10 克　甘草 6 克

【功效】养阴益精，疏肝解郁。

【主治】胸闷、胸痛，胸胁胀满。心悸不宁，心烦少寐，腰酸膝软，气短乏力。舌质红，或紫暗有瘀斑、瘀点，苔白或少。脉弦涩或细数。

【用法】水煎服，每日 1 剂，水煎两次，各 200mL，早晚两次服用，8 周为 1 疗程。

【出处】王鹿. 养阴舒郁汤治疗绝经后冠心病心绞痛肝郁阴虚证的临床研究［D］. 湖南中医药大学，2013：30.

二、妇女绝经后冠心病良方

1. 健脾补肾方

【组成】熟地 15 克　当归 10 克　川芎 10 克　白芍 12 克　麦冬 15 克　丹皮 15 克　法半夏 10 克　山药 30 克

【功效】健脾补肾，凉血化瘀。

【主治】绝经后冠心病。

【加减】胃脘不适加厚朴10克。

【用法】水煎服，每日1剂，水煎两次，各200mL，早晚两次服用，8周为1疗程。

【出处】王归圣，唐远山，史艳萍．中西医结合治疗绝经后冠心病62例［J］．现代中医药．2002，22（5）：23－24.

2. 补益肝肾方

【组成】熟地黄15克　茯苓12克　菟丝子12克　山茱萸12克　生白芍15克　肉苁蓉10克　黄芪15克　丹参15克　赤芍12克

【功效】补益肝肾，活血化瘀。

【主治】绝经后冠心病患者。

【加减】肾阴虚者加枸杞子15克、熟地黄改为18克；肾阳虚者加巴戟天15克、淫羊藿15克。

【用法】水煎服，每日1剂，水煎两次，各200mL，早晚两次服用，8周为1疗程。

【出处】谢泳泳，叶天真，戴春秀．补肾活血法治疗绝经后冠心病的临床疗效［J］．中国医院药学杂志，2006，26（2）：182－183.

3. 复方保元煎

【组成】熟地黄15克　白芍10克　当归10克　枸杞子10克　葛根30克　丹参30克　知母10克　甘草6克

【功效】补益肝肾，清热泻火，活血化瘀通络。

【主治】绝经后冠心病患者。

【用法】水煎服，每日1剂，水煎两次，各200mL，早晚两次服用，8周为1疗程。

【出处】赵卫，杨大男，蔡丽慧，吴刚，邢道华，秦宗永．复方保元煎对绝经后冠心病患者心血管保护作用机制的研究［J］．山东中医志．2005，24（10）：589－591.

4. 青娥丸加减

【组成】胡桃肉25克　炒杜仲20克　炒补骨脂10克　益母草10克　玫瑰花10克

【功效】温肾阳，通痹阻，和气血，止疼痛。

【主治】绝经后妇女冠心病。

【用法】水煎服，每日1剂，水煎两次，各200mL，早晚两次服用，8周为1疗程。

【出处】白爱国．青娥丸加减治疗绝经后妇女冠心病的临床研究［J］．心血管康复医学杂志.2002,11（4）：373-376.

5. 调补冲任汤

【组成】何首乌20克　川断9克　寄生9克　熟地10克　当归12克　川芎9克
香附9克　郁金9克　白术12克　茯苓12克　麦芽12克

【功效】补肾健脾养肝，疏肝理气活血，调补冲任。

【主治】绝经后稳定性心绞痛。

【用法】水煎服，每日1剂，水煎两次，各200mL，早晚两次服用，8周为1
疗程。

【出处】赵奇伟.调补冲任汤治疗绝经后稳定性心绞痛的临床研究［D］.新疆
医科大学.2007.

（吴彬才　康超）

第九节　中青年冠心病

一、中青年冠心病概述

大多数中青年冠心病常有明显的诱因，多在大量吸烟、饱餐、过度劳累、精神
紧张、大量饮酒等诱因下发病，起病突然，来势凶险，大多无前兆，多以急性心肌
梗死起病，有的甚至猝死。常有典型心前区及胸骨后剧烈疼痛，无痛型少见，多无
长期的心绞痛病史。而老年冠心病发病前诱因相对少见，无痛型相对多见，其无痛
原因可能是：老年人神经系统衰退，合并糖尿病较多见，对疼痛敏感性降低，痛阈
相对升高。

吸烟是中青年人心肌梗死的首要危险因素。

同时，冠心病阳性家族史是中青年冠心病的另一个重要危险因素。有心血管病
阳性家族史患者发病年龄也显著低于无家族史者，这也表明冠心病有明显的遗传倾
向。阳性家族史致病性具体表现在家族内不良生活方式（如高热量、高盐、低钾食
物、肥胖）沿袭和遗传基因作用可导致高血压、血脂异常和糖尿病发病较正常人更
早出现。因此对有阳性家族史者，低热量、低盐饮食及进行适当锻炼是预防冠心病
早发的关键。

血脂异常是冠心病的危险因素已被大量实验证实。尤其是低密度脂蛋白的增高，

对冠脉内膜产生较大的功能性损伤，从而导致冠心病发生。高密度脂蛋白颗粒具有胆固醇逆转运作用，阻止低密度脂蛋白的氧化，从而抑制内皮细胞功能，减少血小板聚集，提高纤维蛋白原溶解作用，减少炎症等而达到保护冠状动脉的作用。中青年冠心病多见于行为特征处于易急躁、易激动等紧张状态，当心理应激时交感神经过度兴奋，可诱发冠脉痉挛，迷走神经兴奋时也使交感神经节后纤维释放去甲肾上腺素，作用于 α 受体诱发冠脉痉挛，引起血管狭窄或闭塞。

研究显示肥胖者更易患冠心病。可能是肥胖者增加了高血压、高脂血症及糖尿病发生的危险性，加速青年人动脉粥样硬化的发展，使冠心病发病年龄提前。

中青年冠心病患者中女性所占的比例明显少于男性，女性冠心病发病年龄较男性平均延后 8～10 年。多数学者认为是雌激素对冠心病的保护作用。

以及高血压和糖尿病及高血尿酸症和感染都是青年冠心病的诱发因素。尤其是高血压和糖尿病是公认的冠心病危险因素。但中青年冠心病患者中其患病率明显低于年老冠心病患者。

中青年冠心病的治疗大多遵循基本的对症治疗与病因治疗模式，随着技术的进步，血管再生技术与干细胞移植技术也逐渐应用到中青年冠心病的治疗领域。由于中青年冠心病患者大多为首次发病，缺少反复缺血的刺激、因而未建立良好的侧支循环，故症状往往较为明显，但又因发生狭窄或闭塞的血管少，病变范围小，并发症发生率低，预示预后较好。

二、中青年冠心病的中医药论治

（一）病因病机

中青年冠心病的发生与七情内伤，饮食失节，气血不足，气滞血瘀等因素有关。（1）七情内伤：现代生活节奏加快，工作紧张，竞争激烈，忧思恼怒，情志抑郁，心肝之气郁滞，血脉运行不畅，而致心痛。《灵枢·口问篇》曰："忧思则心系急，心系急则气道约，约则不利。"《杂病源流犀烛》认为七情除"喜之气能散外。余皆足令心气郁结而为心痛也"。《薛氏医案》也认为肝气通于心气，肝气滞则心气乏。所以，七情内伤，是引出本病的常见原因。（2）随着生活水平提高，膳食结构改变，饮酒过度，膏粱厚味，损伤脾胃，则浊气壅于脾胃，致其运化失常，湿浊内蕴化热，热灼津伤，令心脾气化失职，亦可化为痰浊脂液，气血受阻，虚里阻塞，致气血凝结而发胸痛。（3）劳倦内伤：中青年工作任务重，压力大，易体力透支，劳伤心脾，损伤气血，以致出现心脏气血不足，心气虚，鼓动无力，清阳失展，血气壅滞，发为心痛，此外，心气心血不足，也可由七情所致，或思虑过度，劳伤心脾所致。（4）过度安逸，活动减少，久坐久卧耗气，心气不足，鼓动无力，致血行不畅，脉络不和而发胸痛。

二、分型论治

1. 肝郁气滞证

此型为忧愁思虑，肝气郁结致气机失畅，气滞血瘀，心脉瘀阻而发胸痛。

【症状】胸闷痛，烦躁易怒，神志抑郁，两胁胀痛喜叹息，舌质紫黯，苔薄黄，脉弦。

【治法】疏肝理气，和血通脉。

【方药】四逆散合丹参饮化裁。柴胡 10 克　白芍 25 克　枳壳 12 克　甘草 8 克　丹参 18 克　檀香 10 克　砂仁 3 克　红花 10 克

四逆散疏肝理气，丹参饮行气化瘀，两方合用共起理气活血止痛之功，如有热象加牡丹皮 15 克　山栀子 12 克。病随情志变化加重，两胁不适，胸闷气憋，脉弦，分别选用四逆散，逍遥散之属可取得较好效果。

2. 痰浊壅滞，痹阻心脉证

此型多为饮食不节，伤及脾胃，致水湿运化功能失调，聚湿生痰，痰浊留踞心胸。

【症状】胸闷痛时作，心悸气短，倦怠乏力，体胖，痰多，小便清长，腹胀纳差，便溏，舌质暗淡，舌胖有齿印，舌苔白腻或黄腻，脉沉细无力或滑。

【治法】健脾益气，宽胸化痰。

【方药】十味温胆汤。党参 20 克　五瓜龙 30 克　法半夏 10 克　陈皮 6 克　枳壳 10 克　甘草 8 克　炒酸枣仁 18 克　远志 8 克　竹茹 10 克　石菖蒲 10 克

诸药合用，起益气调中，养血活血，化痰通络之功。痰浊蕴久，一则可生热，致痰热壅阻，临床则见胸痛胸闷，痰稠，便秘，舌苔黄腻，脉滑数，治宜清热化痰，豁闭止痛，方选黄连温胆汤加味；二则可影响血液运行，致痰瘀交阻，临床表现心痛甚，舌质紫黯或有瘀斑，苔腻等症，治宜化痰活血通络，方选二陈汤合丹参饮加减。

3. 气虚血瘀证

此型多为久坐久卧，缺乏运动，久卧耗气。气虚血行无力而瘀阻心脉。

【症状】胸闷胸痛，痛有定处，遇劳即发，心悸气短，肢困神疲，体胖乏力。舌质淡暗有瘀斑，苔薄白，脉细涩。

【治法】活血通脉。

【方药】补阳还五汤加减。赤芍 20 克　川芎 10 克　当归 10 克　地龙 15 克　黄芪 30 克　桃仁 10 克　红花 10 克

方中黄芪补气，赤芍、川芎、当归、地龙、桃仁、红花活血通络，全方起到补气活血、通络止痛。

三、调护

调整生活方式，减轻生活压力，适当运动，低脂饮食，劳逸结合，做到三分治疗，七分调养。

参考文献：

1. Miyamoto S，Goto Y，Sumida H，et al. Risk factors and physical activity levels at the onset of acute myocardial infarction in young men［J］. J Cardiol，2000，36（2）；75－83.

2. Joussein－Remacle S，Delarche N，Bailer H，et al. Risk factors in a young population with acute myocardial infarction；one year prospec－five study［J］. Ann Cardiol Angeiol（Paris），2006，55（4）；204－209.

3. 黄伟春. 青年冠心病的特点. 内科. 2008，3（4）：577－579.

4. 刘旭杰，张兴. 青年冠心病研究进展［J］. 心血管病学进展. 2006，27（6）；756—759.

5. 李跃洲. 老年与青年急性心肌梗死患者危险因素和心理状态分析［J］. 实用诊断与治疗杂志. 2007，21（8）：638—639.

6. Stefan0 克 B，Prevot V，Besuvillian JC，et a1 Cell－surface estr0 克 en receptors mediate calcium－dependent nitric oxide release in human en－dothelia［J］. Circulation，2000，101（13）；L594—1597.

7. 梁春卉，张晶，梁伯平. 绝经后冠心病患者雌激素水平与血脂及内皮功能的关系［J］. 天津医药，2007，35（1）：18－20.

8. 张成立，黄晓勇，吕树铮，等. 青年与老年冠心病危险因素和冠状动脉造影比较分析［J］. 心肺血管病杂志，2005，24（2）：101－102.

9. 倪梅，张兴华，耿庆信，朱兴雷，唐元升，许法运等. 青年冠心病临床分析［J］. 中国心血管病研究杂志. 2003，1（2）：111－113.

10. 黎裕朝. 中青年冠心病的论治作者［J］. 长春中医药大学学报. 2007，23（6）：43－44.

（吴彬才　尹浩）

第十节 冠心病介入术后并发症良方

经皮冠状动脉介入治疗（percutaneouscoronaryintervention，PCI），是指经心导管技术疏通狭窄甚至闭塞的冠状动脉管腔，从而改善心肌的血流灌注的治疗方法。1844 年，Bernard 首次将导管插入动物的心脏。1929 年，德国医生 Forssmann 首次将一根尿管从自己的肘静脉插入，经上腔静脉送入右心房，并拍摄下了医学史上第一张心导管胸片，开创了人类心导管技术发展的先河。在此基础上，此后先后开展了右心导管和左心导管术。1953 年，Seldinger 创立了经皮血管穿刺技术，从而结束了介入操作需要进行血管切开的历史。1958 年，Sones 在进行一次主动脉造影时，无意中将导管插入右冠状动脉，并注入了造影剂是右冠显影。这一偶然并带有危险性的事件却成为了现代冠脉介入技术的开端。1967 年 Judkins 采用股动脉穿刺的方法进行了冠状动脉造影，从此这一技术在冠心病的诊断上得以进一步的发展和推广。德国的 Gruentzig 于 1977 年首先施行了经皮冠状动脉成形术。此后，PTCA 技术从欧洲到美洲迅速被推广，适应症不断扩大。与之相关的工业产品也迅速发展，各种操作设备（如：导管、球囊）不断改进以适应不同病变的处理。1986 年，Puol 和 Sigmart 将第一枚冠脉支架置入人体。冠脉内支架置入术可显著减少 PTCA 的再狭窄，可以处理夹层和急性血管闭塞，成为冠脉介入治疗的又一个里程碑。2003 年药物洗脱支架（drug－elutingstent，DES）投入临床，使支架的再狭窄率明显降低，使冠脉介入治疗又进入到一个新的纪元。然而，冠脉介入术并没有解决所有冠心病患者的症状与烦恼，相反术后还带来了一系列的麻烦。中医治疗当以益气养血，活血通络为主。

一、冠心病介入术后再狭窄方

1. 安心颗粒方

【组成】人参 6 克　桂枝 10 克　瓜蒌壳 10 克　水蛭 6 克　茯苓 13 克

【功效】益气通阳，化痰逐瘀。

【主治】冠心病介入术后再狭窄。

【用法】每袋装 3.5 克，每次 3.5 克，3 次/天，与西药间隔 0.5 小时后温开水送服，连续服用 6 个月。

【出处】程胜军. 安心颗粒防治冠心病介入术后再狭窄的临床研究 ［D］

. 2008：10.

2. 通脉降脂方

【组成】鹿角粉　三七粉　水蛭粉　全蝎粉　西洋参各等分为末

【功效】益气活血。

【主治】疗冠心病介入治疗后再狭窄，症见：稳定型劳累性心绞痛的患者，且中医辨证为胸痹气虚血瘀证者；2）心电图检查有缺血性改变或运动试验阳性者。

【用法】冲服，5克/次、3次/日。

【出处】李杰，赵英强，武强斌. 通脉降脂方对冠心病介入治疗后心绞痛疗效的影响［J］. 长春中医药大学学报. 2013，29（5）：783－785.

3. 益气活血通脉汤

【组成】党参12克　黄芪15克　黄精15克　丹参15克　川芎10克　赤芍12克红花10克　郁金10克　生蒲黄10克　延胡索10克

【功效】益气活血通脉。

【主治】冠心病介入术后心绞痛。

【加减】阳虚明显者加淫羊藿10克，菟丝子10克；阴虚者加玉竹10克、沙参10克、麦冬10克，五味子10克；痰湿偏盛者加瓜蒌10克、薤白10克、法半夏10克；瘀血甚者加三棱10克、莪术10克、水蛭10克、路路通10克。

【用法】水煎服，每日1剂，水煎两次，各200mL，早晚两次服用，6个月为1疗程。

【出处】郭琳琳. 益气活血通脉汤治疗冠脉介入术后心绞痛38例［J］. 中国中医药信息杂志. 2005，12（6）：55－56.

4. 益气温阳通络方

【组成】生晒参10克　炙黄芪30克　炙甘草10克　桂枝10克　丹参20克　三七（研末，冲服）10克　地龙10克　法半夏曲10克　茯神10克　远志10克　石菖蒲10克香附10克　乳香10克　淫羊藿10克　紫河车10克

【功效】温阳益气，化痰通络，宁心安神，补益脾肾。

【主治】冠心病介入术后再狭窄。

【用法】水煎服，每日1剂，水煎两次，各200mL，早晚两次服用，6个月为1疗程。

【出处】曾庆明. 景光光浅谈益气温阳通络法治疗冠心病介入术后再狭窄［会议论文］. 2012：57－59.

5. 养心通络汤

【组成】丹参13克　山楂13克　茯苓13克　当归10克　红花10克　川芎10克　生地黄10克　延胡索10克　瓜蒌10克　薤白10克　郁金10克　菖蒲10克　法半夏10克　厚朴10克　远志10克　陈皮6克

【功效】活血祛瘀，化痰通络。

【主治】冠状动脉支架术后，症见：胸闷气短甚，身困乏力，动则尤甚，纳食不香，心悸不安，夜寐不宁。

【加减】气虚甚加党参10克、白术10克；气阳虚，加桂枝10克、党参10克、白术10克，去生地；阴虚甚，加黄精10克、麦冬10克、沙参10克、太子参10克；便溏纳差者，加炒白术10克、茯苓10克、砂仁5克、山楂10克，去生地、瓜蒌；血瘀作痛甚者，选加延胡索10克、乳香10克、九香虫10克、蒲黄10克、五灵脂10克、辛夷花10克；痰湿重者，选加菖蒲10克、远志10克、茯苓10克、阿里红10克，去生地、葛根；痰热偏重者，加郁金10克、炒山栀10克、花粉10克，去薤白。

【用法】水煎服，每日1剂，水煎两次，各200mL，早晚两次服用，6个月为1疗程。

【出处】吴致安，玛依努尔．沈宝藩教授防治冠心病介入术后再狭窄经验述要［J］．新疆中医药．2009，27（6）：46－48.

6. 补气脉通方

【组成】黄芪30克　当归10克　红花10克　川芎10克　水蛭10克　地龙10克　茯苓10克　法半夏10克

【功效】益气养血，健脾化痰。

【主治】冠状动脉支架术后再狭窄属气虚血瘀证。

【用法】水煎服，每日1剂，水煎两次，各200mL，早晚两次服用，6个月为1疗程。

【出处】吴致安，玛依努尔．沈宝藩教授防治冠心病介入术后再狭窄经验述要［J］．新疆中医药．2009，27（6）：46－48.

7. 柴胡疏肝散或逍遥散加减

【组成】柴胡10克　郁金10克　延胡索10克　薄荷6克　玫瑰花10克　丹参20克　炒酸枣仁10克　麦冬10克　五味子10克　茯苓10克　白术10克

【功效】疏肝解郁，调理气机。

【主治】冠心病介入术后再狭窄。

【加减】①伴神疲乏力、气短，遇劳加重或久病不愈者，加太子参15克或黄芪30克；②伴头晕、耳鸣、咽干口苦等气郁化热伤阴时，加生地黄10克、何首乌10克、山茱萸10克、沙参10克、知母10克、百合10克；③若疼痛固定不移，瘀血明显，轻者配赤芍10克、桃仁10克活血化瘀；重者应选用行气破血、通经止痛的姜黄10克、乳香10克、没药10克、三棱10克、莪术10克、三七粉（研末，冲服）5克等。瘀血明显，胸痛，舌下青筋紫暗者，加水蛭（研末，冲服）3克、蛰虫5克、全虫5克、蜈蚣1条；④伴有遇冷发作、畏寒肢冷者，配伍细辛3克、桂枝10克温经散寒止痛。再甚者，选用温肾壮阳的淫羊藿10克、肉桂（研末，冲服）2克、狗脊15克、巴戟天10克、制附子（先煎）（先煎1小时）10克等。

【用法】水煎服，每日1剂，水煎两次，各200mL，早晚两次服用，6个月为1疗程。

【出处】安海英，郭玉红. 黄丽娟中药治疗冠心病介入后再狭窄的经验［J］. 国际中医中药杂志. 2010，32（6）：570.

8. 通阳祛浊方

【组成】瓜蒌10克 茯苓10克 泽泻10克 炒白术10克 法半夏10克 薤白10克 桃仁10克 天竺黄10克 郁金10克 石菖蒲10克 丹参20克 延胡索10克 枳壳10克 决明子20克 白豆蔻10克 茵陈10克

【功效】健脾化瘀，通阳祛浊。

【主治】冠心病介入术后再狭窄之脾虚失运，痰瘀互结。

【加减】①伴神疲乏力、气短，劳累即发加太子参15克、黄芪30克；②若寒痰瘀血互结，遇寒加重者，配细辛3克、婆罗子10克、桂枝10克温经止痛。若伴肾阳虚应选用淫羊藿10克、狗脊10克、干姜10克、制附子（先煎）（先煎1小时）10克、肉桂（研末，冲服）2克温阳散寒止痛；③痰瘀互结化火，致心肝火盛，应去法半夏10克、薤白10克，加栀子10克、牡丹皮10克、连翘10克、羚羊粉（冲服）1克、黄连3克；④口气浊秽、苔腻浊、食滞重者，加陈皮6克、木香10克、砂仁5克、酒大黄6克、炒莱菔子10克、鸡内金10克等化湿导滞。

【用法】水煎服，每日1剂，水煎两次，各200mL，早晚两次服用，6个月为1疗程。

【出处】安海英，郭玉红. 黄丽娟中药治疗冠心病介入后再狭窄的经验［J］. 国际中医中药杂志. 2010，32（6）：570.

9. 真武汤加减

【组成】生黄芪30克 制附子（先煎）10克 桂枝10克 茯苓10克 白术10克

淫羊藿 10 克　泽泻 10 克　水红花子 5 克　桑皮 10 克　郁金 10 克　丹参 20 克　葶苈子 20 克　延胡索 10 克　炒酸枣仁 10 克　五味子 10 克　枳壳 10 克　白芍 30 克　甘草 5 克

【功效】温阳利水，补虚活血。

【主治】冠心病介入术后再狭窄之肾阳虚损，涉及心脾。

【加减】部分术后患者，仍明显存在时作时止的疼痛、心悸、气短、胸闷、面色苍白、头晕、自汗、倦怠乏力、畏寒肢冷，舌淡，脉细弱，一般益气活血通络治疗难以奏效，需重用温补心肾、益气助阳、通络养心，药用肉桂（研末，冲服）2克、淫羊藿 10 克、狗脊 10 克、巴戟天 10 克、杜仲 10 克、细辛 3 克、薤白 10 克、桑寄生 10 克。

【用法】水煎服，每日 1 剂，水煎两次，各 200mL，早晚两次服用，6 个月为 1 疗程。

【出处】安海英，郭玉红．黄丽娟中药治疗冠心病介入后再狭窄的经验［J］．国际中医中药杂志．2010，32（6）：570.

10. 益气化瘀通络方

【组成】黄芪 30 克　党参 10 克　当归 10 克　白芍药 30 克　龙眼肉 10 克　山茱萸 10 克　黄精 10 克　丹参 20 克　鸡血藤 10 克　三七粉（研末，冲服）10 克　川楝子 10 克　延胡索 15 克

【功效】益气化瘀通络。

【主治】冠状动脉支架术后再狭窄之气虚血瘀型。症见：心前区隐痛或刺痛，重者连及后背，伴有胸闷心悸，气短乏力，夜寐欠安，纳可，二便调，舌质淡黯，或有瘀斑，脉沉细或沉涩。

【加减】失眠多梦者加酸枣仁 10 克、首乌藤 10 克、远志 10 克、石菖蒲 10 克；心烦者加用枳壳 10 克、栀子 10 克；阳虚气郁、化热伤阴者加用生脉散（人参 10 克、麦冬 10 克、五味子 10 克）。

【用法】水煎服，每日 1 剂，水煎两次，各 200mL，早晚两次服用，6 个月为 1 疗程。

【出处】韩文宝，梁震峰，蒋宏利，刘静．刘玉洁教授治疗冠状动脉支架术后再狭窄经验［J］．河北中医．2014，35（7）：965－966.

11. 活血化瘀通络方

【组成】当归 10 克　生地黄 20 克　桃仁 10 克　红花 5 克　赤芍 10 克　柴胡 10 克　川芎 10 克　枳壳 10 克　川牛膝 10 克　丹参 20 克　血竭粉（冲服）3 克　甘草 5 克

【功效】活血化瘀通络。

【主治】冠状动脉支架术后再狭窄之心血瘀阻型。症见：心胸疼痛，如刺如绞，痛有定处，入夜尤甚，甚则心痛彻背，背痛彻心，或痛引肩背，伴有胸闷，日久不愈，可因暴怒、劳累而加重，舌质紫黯，有瘀斑，苔薄，脉弦涩。

【加减】心前区疼痛如刺者加川楝子 10 克、延胡索 15 克；血瘀气滞、化热伤阴者加麦门冬 10 克、生地黄 10 克；烦躁失眠者加炒酸枣仁 10 克、首乌藤 10 克；苔白腻者加瓜蒌 10 克、薤白 10 克。

【用法】水煎服，每日 1 剂，水煎两次，各 200mL，早晚两次服用，6 个月为 1 疗程。

【出处】韩文宝，梁震峰，蒋宏利，刘静. 刘玉洁教授治疗冠状动脉支架术后再狭窄经验［J］. 河北中医. 2014，35（7）：965 - 966.

12. 祛痰通络方

【组成】瓜蒌 10 克　薤白 10 克　法半夏 10 克　陈皮 10 克　茯苓 10 克　石菖蒲 10 克　远志 10 克　砂仁 5 克　丹参 20 克　檀香 5 克　枳壳 10 克　蚕砂 10 克

【功效】祛痰通络。

【主治】冠状动脉支架术后再狭窄之痰阻心脉型。症见：胸闷如窒而痛，其痛引左肩及背部，脘闷纳呆，咳唾痰涎，舌质紫黯，苔白腻，脉弦滑。

【加减】头昏重痛者加天麻 10 克、钩藤 10 克；失眠者加合欢花 10 克、首乌藤 10 克；心冷者加干姜 10 克、制附子（先煎 1 小时）10 克；肺脾虚损导致元气不足者加用肉桂（研末，冲服）2 克、甘草 6 克、人参 10 克、黄芪 30 克。

【用法】水煎服，每日 1 剂，水煎两次，各 200mL，早晚两次服用，6 个月为 1 疗程。

【出处】韩文宝，梁震峰，蒋宏利，刘静. 刘玉洁教授治疗冠状动脉支架术后再狭窄经验［J］. 河北中医. 2014，35（7）：965 - 966.

13. 欣舒饮

【组成】人参 10 克　黄芪 30 克　麦冬 10 克　川芎 10 克

【功效】益气养阴，活血通络。

【主治】冠心病介入术后再狭窄。

【用法】水煎服，每日 1 剂，水煎两次，各 200mL，早晚两次服用，6 个月为 1 疗程。

【出处】杨莺，吉利，吴凤兰. 杨积武教授辨证论治冠心病介入术后心绞痛经验［J］. 中国中医急症. 2009，18（6）：931 + 950.

14. 介入 1 号方

【组成】黄芪 15 克　当归 12 克　白术 12 克　桃仁 10 克　红花 15 克　水蛭 6 克　生蒲黄 12 克　血竭 1.5 克　枳壳 12 克　甘草 6 克

【功效】益气活血通脉。

【主治】冠心病 PCI 术后再狭窄的气虚血瘀型患者。证见：胸痛，胸闷，心悸，气短，神倦乏力。舌象、脉象：舌质淡暗、紫暗或有瘀点瘀斑；脉弱而涩。

【用法】水煎服，每日 1 剂，水煎两次，各 200mL，早晚两次服用，6 个月为 1 疗程。每日 500mL，分两次口服。

【出处】代国方. 介入 1 号方干预冠心病支架植入术后再狭窄的临床观察 [D]. 2010.

15. 参七汤

【组成】红参 10 克　三七 10 克

【功效】益气活血。

【主治】冠心病介入术后辨证属血瘀型或气虚型（包括气虚血瘀等复合证型），近期冠状动脉造影证实冠状动脉脉显著狭窄（>50%），行 PCI 且冠脉内支架置入术成功的冠心病患者。

【用法】于手术日开始加服参七汤，水煎服，每日 1 剂，3 个月后，隔日 1 剂，均于餐后 1h 服用，疗程 6 个月。自动煎药机或药煲加水 400mL，水煮沸 1h，至煎出约 100mL 药汁。

【出处】华云，王文会，郎江明，陈伟强，罗子幸，余秀兰，贺青军. 参七汤干预冠心病支架植入术后再狭窄临床研究 [J]. 中国中医药信息杂志. 2010，17（2）：18-20.

16. 通脉启闭方

【组成】黄芪 15 克　党参 15 克　红花 15 克　当归 10 克　川芎 10 克　三棱 10 克　蒲黄 10 克　延胡 15 克　三七粉 3 克　石菖蒲 10 克　枳实 10 克　厚朴 10 克

【功效】活血通脉，益气养心。

【主治】冠脉狭窄球囊扩张术后再狭窄。

【用法】水煎服，每日 1 剂，水煎两次，各 200mL，早晚两次服用，6 个月为 1 疗程。

【出处】胡帅. 通脉启闭方对家兔冠脉狭窄球囊扩张术后再狭窄的影响 [D]. 2012：31.

17. 益气活血补肾汤

【组成】黄芪 30 克　党参 20 克　麦冬 15 克　枸杞子 15 克　丹参 15 克　赤芍 15 克　郁金 15 克　陈皮 15 克

【功效】益气活血补肾。

【主治】冠状动脉介入治疗术后心绞痛。

【加减】气虚明显，气短、乏力者，加升麻 6 克；瘀阻心脉，胸痛剧烈者，加三七（粉），每次 3 克，冲服；肾阴虚明显，加五味子 15 克；肾阳虚明显加制附子（先煎）9 克；痰浊明显加瓜蒌 15 克；气滞明显，加延胡索 12 克，降香 10 克。

【用法】水煎服，每日 1 剂，水煎两次，各 200mL，早晚两次服用，6 个月为 1 疗程。分 2 次早晚温服，用药 4 周一疗程。

【出处】耿振平，张富汉，王振华，李秋凤．益气活血补肾治疗冠心病支架术后心绞痛 30 例［J］．光明中医．2013，28（5）：934 - 935.

18. 景天再通胶囊

【组成】红景天 10 克　三七（研末，冲服）5 克　丹参 50 克　薤白 10 克　金银花 10 克　连翘 10 克

【功效】活血化瘀，清热解毒。

【主治】冠脉介入术后再狭窄，症见：心绞痛、再狭窄率等。

【用法】制成胶囊。

【出处】刘玲玲，张培影．景天再通胶囊预防冠脉介入术后再狭窄临床研究［J］．吉林中医药，2010，30（1）：35 - 36.

19. 黄连降脂合剂

【组成】黄连 20 克　三七 10 克　天麻 8 克　葛根 16 克　陈皮 12 克　法半夏 10 克

【用法】水煎服，每日 1 剂，水煎两次，各 200mL，早晚两次服用，6 个月为 1 疗程。

【功效】化痰逐瘀。

【主治】冠心病介入术后瘀痰互结。主症：胸闷，胸痛，气短，四肢沉重；次症：心悸，形态肥胖，倦怠乏力；舌胖或质暗红、瘀点，或舌紫暗有瘀点、瘀斑，苔白腻或黄腻；弦滑或细或涩等。

【出处】刘俊丽．黄连降脂合剂对冠心病介入术后痰瘀互结证患者的影响［D］．湖北中医药大学．2012：27.

20. 益心饮

【组成】黄芪 30 克　党参 20 克　丹参 20 克　降香 10 克　赤芍 12 克　川芎 12 克

五味子 10 克　麦冬 20 克　瓜蒌壳 12 克　葛根 20 克　薤白 15 克　桂枝 8 克　炙甘草 10 克

【用法】水煎服，每日 1 剂，水煎两次，各 200mL，早晚两次服用，6 个月为 1 疗程。疗程均为个月。

【功效】益气活血，化瘀祛痰。

【主治】冠心病介入术后胸闷胸痛。

【出处】龙卫平，何汉康，杨坚毅，石磊．益心饮对冠心病介入术后患者左心室收缩功能的影响［J］．上海中医药杂志．2008，42（8）：20－22.

二、冠心病介入术后调理方

1. 邓老冠心方

【组成】橘红 10 克　法半夏 10 克　云茯苓 10 克　甘草 5 克　枳壳 10 克　竹茹 10 克　党参 10 克　丹参 20 克　豨莶草 15 克

【功效】益气补虚，健脾祛痰，活血化瘀。

【主治】①单纯性肥胖病人冠状动脉支架植入术后；②冠状动脉病变，血管直径≥2.5mm；③球囊扩张后效果不满意（如残余狭窄超过 30%，病变处有血栓残留，或内膜脱落血流受阻），球囊扩张后远端血管心肌梗死血栓溶解（TIMI）仍低于 2 级者。症见有肥胖病人的头昏、气促、心悸、易饥、食欲亢进、腹胀、便秘、多汗及怕热等症状。

【注意】在服药期间，要求病人在保证营养的前提下，适当减少淀粉主食热量的摄入，避免高脂、高糖饮食，多吃蔬菜，适当增加体育锻炼。

【用法】水煎服，每日 1 剂，连续 6 月。

【出处】刘奕欣．邓老冠心胶囊治疗冠心病 PCI 术后气虚痰瘀证患者的中远期生存质量调查［D］．广州中医药大学，2007：12.

2. 邓铁涛冠心病介入术后方

【组成】人参（另炖，兑服）15 克　党参 30 克　熟附子 10 克　法半夏 10 克　当归 15 克　枳壳 6 克　橘红 6 克　茯苓 15 克　白术 15 克　炙甘草 6 克　竹茹 10 克

【功效】温阳益气，健脾化痰通络。

【主治】PCI 术支架置入术后，症见：精神萎靡，不能平卧，动则气促，胸闷隐隐，纳呆，食则呕逆，四肢厥冷，舌淡暗、苔薄白见裂纹，舌底脉络迂曲，关脉滑，尺脉沉。

【用法】水煎服，每日 1 剂，水煎两次，各 200mL，早晚两次服用，6 个月为 1

疗程。7 天一疗程。

【出处】张敏州，王磊．邓铁涛对冠心病介入术后患者的辨证论治［J］．中医杂志．2006，47（7）：486－487．

3. 急性心肌梗死冠脉介入术后方

【组成】党参 30 克　茯苓 15 克　白术 15 克　法半夏 10 克　橘红 6 克　薏苡仁 15 克　枳壳 6 克　五爪龙 30 克　淫羊藿 10 克　菟丝子 12 克　巴戟天 12 克　炙甘草 5 克　田七末（冲服）2 克　丹参 12 克　当归 12 克

另：高丽参 10 克　陈皮 1 克　隔日炖服

【功效】温阳益气，健脾利湿，化痰活血。

【主治】急性心肌梗死冠脉介入术后，症见：神疲乏力，少气懒言，动则气促，偶有胸闷、头晕，面色㿠白，鼻头色青，唇暗，舌质暗淡，苔白腻，寸脉细，尺脉弱。

【用法】水煎服，每日 1 剂，水煎两次，各 200mL，早晚两次服用，6 个月为 1 疗程。

【出处】杨广，张敏州．邓铁涛教授治疗急性心肌梗死冠脉介入术后验案举隅［J］．实用中医内科杂志．2005，19（5）：415．

4. 益心通脉汤

【组成】太子参 15 克　白术 10 克　枳壳 6 克　橘红 6 克　法半夏 10 克　茯苓 15 克　竹茹 6 克　丹参 12 克　山楂 12 克　瓜蒌壳 10 克　炙甘草 6 克

【功效】益气，化痰，通瘀。

【主治】心病介入术后，症见：胸闷痛，时作时止，倦怠乏力，肢体沉重，纳寐可，二便调，舌质暗淡，苔白腻，脉滑。

【用法】水煎服，每日 1 剂，12 剂为一疗程。

【出处】张以昆，韩景波．方显明教授治疗冠心病介入术后经验［J］．广西中医药．2010，33（5）：（总 293）45．

5. 安心颗粒方

【组成】人参 6 克　水蛭 6 克　茯苓 12 克　桂枝 10 克　瓜蒌 12 克

另方：人参 2~3 克　三七（研粉）5~6 克　平时隔水蒸服。

【功效】益气通阳，化痰祛瘀。

【主治】心病介入术后，症见：胸闷痛，时作时止，倦怠乏力，心悸，气短，面色苍白，舌质淡有瘀，苔白，脉沉无力。

【用法】水煎服，每日 1 剂，水煎两次，各 200mL，早晚两次服用，6 个月为 1

疗程。

【出处】张以昆，韩景波.方显明教授治疗冠心病介入术后经验［J］.广西中医药.2010，33（5）：（总293）45.

6. 通心络胶囊

【组成】人参　水蛭　全蝎　檀香　土鳖虫　蜈蚣　蝉蜕等。

【功效】益气活血通瘀。

【主治】心梗介入术后患者，并能显著缩小心肌梗死面积，改善左室收缩功能，预防心室重构。

【用法】制成胶囊。

【出处】尤士杰，陈可冀，杨跃进，等.通心络胶囊干预急性心肌梗死早期血运重建后自发性改善的临床研究［J］.中国中西医结合杂志，2005，25（7）：604－606.

7. 通心络胶囊

【组成】人参　水蛭　全蝎　土鳖虫　蜈蚣　蝉蜕　赤芍　冰片等

【用法】成药，遵说明书服用或遵医嘱。

【功效】益气养心，活血通络。

【主治】冠脉介入术后。

【出处】代国方，杨素娟.通心络胶囊干预冠心病 PCI 术后再狭窄临床观察［J］.光明中医，2011，26（9）：1823－1824.

8. 冠心病介入术后康复方

【组成】黄芪60克　党参15克　丹参15克　白术15克　茯苓15克　甘草10克　酸枣仁30克　麦冬15克　炒莱菔子10克　川芎15克　生姜3片　大枣3枚

【用法】水煎服，每日1剂，水煎两次，各200mL，早晚两次服用，6个月为1疗程。1个月为1个疗程，连续治疗3个疗程。

【功效】益气活血健脾。

【主治】冠心病介入术后。症见：神疲乏力，胸闷气短，动则汗出，心悸不宁，夜寐不安，食欲不振等。脉象结代不齐。

【加减】瘀血重者，加赤芍30克、延胡索30克以活血定痛；兼气滞者，加香制附子（先煎）15克、柴胡10克以疏肝解郁；痰浊重者，加苍术15克、薤白10克以燥湿化痰；寒邪重者，加桂枝10克、干姜10克以暖中驱寒；气阴不足者，加太子参15克、麦冬15克以益气养阴。

【注意】治疗期间，应当注意饮食起居，心理等方面的调适，西药不要间断。

病情明显改善者，西药副作用较大者，可根据病情，适当调整西药品种和用量。

【出处】罗化云．冠心病介入治疗后中医药辨证治疗 30 例 ［J］．辽宁中医药大学学报．2008，10（9）：77 – 78.

9. 冠心修正散

【组成】红参　水蛭　三七各等分

【用法】每次 3 克，每日早晚各服 1 次，连续服用。

【功效】益气活血化瘀。

【主治】冠心病介入术后。症见：神疲乏力，心悸不安。

【出处】罗化云．冠心病介入治疗后中医药辨证治疗 30 例 ［J］．辽宁中医药大学学报．2008，10（9）：77 – 78.

10. 益气活血方

【组成】黄芪 15 克　当归 15 克　红花 10 克　川芎 10 克　地龙 10 克

【用法】水煎服，每日 1 剂、水煎 200mm 分早晚 2 次口服。

【功效】益气活血。

【主治】冠心病介入术后。

【出处】訾勇，陈远平，何贵新．加服益气活血方对冠心病介入术后患者 bFGF 的影响 ［J］．广西中医药．2012，35（6）：（总 335 – 336）25 – 26.

11. 加减养心通脉方

【组成】人参 10 克　麦冬 12 克　五味子 12 克　黄芪 30 克　白芍 20 克　丹参 30 克　当归 15 克　甘草 6 克

【用法】水煎服，每日 1 剂，水煎两次，各 200mL，早晚两次服用，6 个月为 1 疗程。

【功效】益气养阴，活血化瘀。

【主治】冠心病介入术后。

【出处】覃裕旺，卢健祺，朱智德，王庆高．浆脑钠肽的影响 ［J］．检验医学与临床．2014，11（9）：1246 – 1249.

12. 益气通阳活血法

【组成】生黄芪 24 克　党参 15 克　葛根 30 克　桂枝 12 克　丹参 15 克　郁金 15 克　降香 9 克　水蛭 6 克　麦冬 15 克　玉竹 15 克

【用法】水煎服，每日 1 剂每次 200mL，每日 2 次，共服用 6 个月。

【功效】益气通阳活血。

【主治】冠心病介入、搭桥术后，症见：胸闷、心悸、气短、神疲乏力、唇色紫暗、不寐。

【出处】张春燕益气通阳活血法治疗冠心病介入、搭桥术后的临床观察［D］.2011：29.

三、冠心病介入术后抑郁方

1. 冠心病介入术后抑郁障碍方

【组成】心理干预＋步长稳心颗粒（党参、黄精、三七、琥珀、甘松）

【用法】9克/次，3次/d。

【功效】稳心解郁。

【主治】冠心病介入术后抑郁症。

【出处】曾绍聪．稳心颗粒对心脏介入患者心理应激的干预研究［J］．中外医疗，2010，29：4－5

2. 解郁颗粒

【组成】柴胡10克　川楝子10克　青皮10克　香橼10克　降香10克　白芍30克　栀子10克　黄芩6克　石菖蒲10克　合欢皮10克　炒酸枣仁20克　琥珀（研末，包煎）10克

【功效】疏肝行气，安神解郁。

【主治】冠心病介入术后抑郁症。

【用法】制成颗粒剂，4克/次，3次/d口服，2周为1个疗程。

【出处】唐可清，王公利．解郁颗粒治疗冠状动脉支架植入术后抑郁状态的临床研究［J］．光明中医，2012，27（3）：624－626

3. 舒肝解郁胶囊

【组成】贯叶金丝桃　刺五加

【功效】镇静，安神。

【主治】老年冠心病介入手术前后焦虑、抑郁。

【用法】制成胶囊。

【出处】叶庆红，陈志斌，唐错，潘宏彬．舒肝解郁胶囊治疗老年冠心病介入手术前后焦虑、抑郁39例疗效观察［J］．中医药导报．2012，18（3）：27－29.

4. 加味甘麦大枣汤

【组成】小麦30克　黄芪30克　炙甘草15克　麦冬15克　大枣（掰开）7颗　党参10克　五味子5克　丹参20克　灯芯草10克　檀香6克　砂仁6克　川芎12克

【功效】养心安神，缓急镇静，行气活血。

【主治】冠心病介入治疗术后抑郁症。睡眠障碍、情绪低落、兴趣缺失、精力不足、焦虑不安、烦躁易怒、食欲下降等症状，而影响其生活质量。

【用法】水煎服，每日1剂，水煎两次，各200mL，早晚两次服用，6个月为1疗程。分早晚2次口服。疗程均为2个月。

【出处】李校，童林根．加味甘麦大枣汤治疗冠心病介入治疗术后抑郁症32例［J］．浙江中医杂志．2008，43（2）：88－89.

5．升补祛瘀汤

【组成】黄芪20克　白参15克　升麻10克　柴胡10克　葛根20克　丹参15克桔梗10克　知母10克　三七粉（冲服）3克

【用法】水煎服，每日1剂，每次口服150mL，每日2次。观察30天为1个疗程。

【功效】补气通络。

【主治】冠心病并行PCI术治疗，且术后出现短气不足以吸、甚则努力呼吸似喘、少气乏力、胸中坠胀、咽部有异物感、舌体有齿痕、瘀点或瘀斑、脉弦细无力。

【出处】眭湘宜，彭筱平，丁建．升补祛瘀汤干预冠心病介入术后临床观察［J］．中医临床研究．2014，6（15）：32－33.

6．天王补心丹加减

【组成】熟地黄20克　人参15克　丹参20克　玄参15克　白茯苓15克　远志15克　五味子15克　桔梗15克　当归15克　天门冬15克　麦门冬15克　柏子仁30克酸枣仁30克　黄芪20克

【用法】水煎服，每日1剂，水煎两次，各200mL，早晚两次服用，6个月为1疗程。

【功效】滋养心血，益水降火，宁心安神。

【主治】冠状动脉支架术后，自觉心前区不适，表现为胸闷、灼热感，甚至隐隐作痛，详细的检查之后并无任何阳性的结果，然而通过询问个人史后可得知此类患者绝大多数心理状态不稳定，素来心虚胆怯，性情多疑，平日里多由于情绪地变化而诱发心绞痛。

【出处】王勃．张爽对虚怯神疑型患者临床经验［J］．辽宁中医药大学学报．2007，9（4）：93.

7．抗抑郁针刺法

【组成】两侧肺俞　心俞　肝俞　脾俞　肾俞　膈俞

【功效】养心安神解郁。

【主治】冠心病介入术后抑郁症。

【用法】连续治疗 8 周。

【出处】孙静．针刺疗法治疗冠心病患者焦虑抑郁状态的疗效观察［D］．北京：北京中医药大学，2007：9.

四、冠心病介入术后汗症方

1. 汗宁方

【组成】当归 10 克　生地 15 克　熟地 20 克　生黄芪 25 克　黄连 3 克　黄柏 9 克　黄芩 6 克　白术 10 克　防风 10 克　五味子 6 克　麻黄根 15 克　煅牡蛎（先煎）30 克　甘草 5 克

【用法】水煎服，每日 1 剂，水煎两次，各 200mL，早晚两次服用，6 个月为 1 疗程。

【功效】益气养阴清热，固表敛汗。

【主治】冠心病介入术后汗症。症见：自汗、潮热盗汗。次症：全身乏力，气短，神疲体倦；口干唇燥，五心烦热，腰膝酸软，少寐多梦；舌淡红，脉虚细或舌红少苔，脉细数。

【出处】刘建和，莫观海，罗章，何少平．汗宁方治疗冠心病介入术后汗证 30 例临床研究［J］．中国医师杂志．2009，11（5）：714 – 716.

2. 生脉散合血府逐瘀汤加减

【组成】生黄芪 30 克　或者太子参 15 克　丹参 20 克　麦冬 12 克　五味子 10 克　赤芍 10 克　桃仁 10 克　川芎 10 克　枳壳 10 克　延胡索 10 克　郁金 10 克　茯苓 10 克　炒酸枣仁 10 克　百合 10 克

【用法】水煎服，每日 1 剂，水煎两次，各 200mL，早晚两次服用，6 个月为 1 疗程。

【功效】补气养阴，活血化瘀。

【主治】冠心病介入治疗术后，症见：自汗、气短、心悸、口干等。

【出处】安海英，郭玉红．黄丽娟中药治疗冠心病介入后再狭窄的经验［J］．国际中医中药杂志．2010，32（6）：570.

五、冠心病介入术后便秘方

天王补心丸加减方

【组成】酸枣仁 60 克　炒柏子仁 60 克　炒远志 15 克　朱砂 1 克　酒生地 120 克

麦冬60克　　天冬60克　　炒元参15克　　酒当归60克　　炒丹参15克　　人参15克　　茯苓15克　　五味子15克　　桔梗15克

【用法】上药为末，炼蜜为丸，每丸9克。1次9克，1日2次，早晚温水送服。

【功效】阴养血，润燥通便，补心安神。

【主治】冠心病介入术后便秘者，症见：大便艰涩难解，排除困难，心慌口干，舌红、少津、脉细。

【出处】郭素芬．天王补心丸治疗冠心病 PCI 术后老年便秘［J］．中国社区医师（医学专业）．2010，32（12）：113.

（邱发敏　吴彬才）